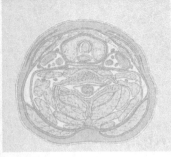
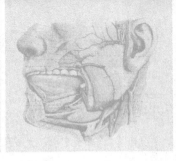
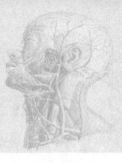

普通高等医学院校精品课程配套教材

人体局部解剖学

学习指导

主编 钱亦华

U0301017

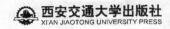

西安交通大学出版社
XI'AN JIAOTONG UNIVERSITY PRESS

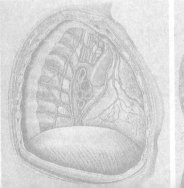
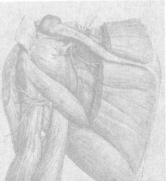
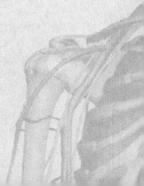

图书在版编目(CIP)数据

人体局部解剖学学习指导/钱亦华主编. —西安:西安交通大学出版社,2017.9(2021.7重印)

普通高等医学院校精品课程配套教材

ISBN 978 - 7 - 5693 - 0119 - 9

Ⅰ.①人… Ⅱ.①钱… Ⅲ.①局部解剖学—医学院校—教材 Ⅳ.①R323

中国版本图书馆 CIP 数据核字(2017)第 220221 号

书　　名　人体局部解剖学学习指导
主　　编　钱亦华
责任编辑　黄　璐

出版发行　西安交通大学出版社
　　　　　(西安市兴庆南路 1 号　邮政编码 710048)
网　　址　http://www.xjtupress.com
电　　话　(029)82668357　82667874(发行中心)
　　　　　(029)82668315(总编办)
传　　真　(029)82668280
印　　刷　西安日报社印务中心

开　　本　787mm×1092mm　1/16　印张　9.75　字数　231千字
版次印次　2017 年 10 月第 1 版　　2021 年 7 月第 3 次印刷
书　　号　ISBN 978 - 7 - 5693 - 0119 - 9
定　　价　26.00 元

《人体局部解剖学学习指导》
编写委员会

主　　编　钱亦华

副主编　夏　蓉　杨蓬勃　雷天福

编　　者　（按姓氏笔画排序）

刘朝晖　苏州大学

许杰华　西安交通大学

杨　杰　西安交通大学

杨维娜　西安交通大学

杨蓬勃　西安交通大学

肖新莉　西安交通大学

张军峰　西安医学院

张建水　西安交通大学

陈新林　西安交通大学

夏　蓉　上海交通大学

钱亦华　西安交通大学

梁影村　西安交通大学

靳　辉　西安交通大学

雷天福　西安交通大学

FOREWORD
前 言

　　人体局部解剖学是一门重要的医学基础课,也是其他医学基础课如病理学、生理学等基础课的基础,同时它也是临床医学各学科尤其是外科学和影像诊断学等的重要桥梁课。要成为一名优秀的临床医师,就必须认真、扎实地掌握人体局部解剖学。

　　这本《人体局部解剖学学习指导》,作为人体局部解剖学配套教材,着重提炼归纳了局部解剖学的理论知识,系统描述了实地解剖操作方法,为学生及医务工作者学习人体局部解剖学提供帮助和指导。

　　本书遵循人体局部解剖学教学大纲要求及最新版的局部解剖学教材内容编写。各章节内容完全与教材相对应匹配,全书按头部、颈部、胸部、腹部、盆部与会阴、脊柱区、上肢、下肢八个章节编排。编者均为长期从事人体解剖学教学及研究的一线教师,具有丰富的教学经验,在内容编写中将个人的教学体会及一些解剖操作技巧和经验都融入编写内容里,对学生学习具有权威性和实用性。

　　本书主要供医学各专业本科生学习局部解剖学使用,也适用于七年制、八年制局部解剖学教学用书,也可作为研究生入学考试及国家执业医师资格考试辅导教材。

　　本书的编写有上海交通大学、苏州大学、西安医学院兄弟院校老师的参与;本教材的编写与出版得到了西安交通大学医学部基础医学院立项资助,受到了西安交通大学出版社及西安交通大学基础医学院人体解剖与组织胚胎学系的支持与帮助,在此一并表示衷心感谢。由于水平所限,本书难免存在遗漏和错误,恳请读者和同道不吝提出批评和指正。

钱亦华

2017 年 7 月 16 日

CONTENTS
目录

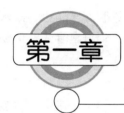

第一章　头部

第一节　学习目标

一、掌握

1. 颅顶的额顶枕区层次及各层的结构特点。
2. 腮腺的形态、位置及腮腺鞘的概念以及穿经腮腺的结构。
3. 面动脉的行程、分布及特点。
4. 面神经的分支分布及特点。
5. 颅内、外静脉的交通及临床意义。

二、熟悉

1. 头面部的境界及分区。
2. 面部皮肤及浅筋膜的特点，面部表情肌的配布。
3. 腮腺导管的位置及其体表投影。
4. 脑膜中动脉的体表投影及临床意义。
5. 面部危险三角区的概念及临床意义。
6. 三叉神经终末支出孔的位置、体表投影及临床意义。
7. 面侧区、颞下窝的位置及筋膜间隙、交通关系。

三、了解

1. 头部的表面解剖、体表标志和体表投影。
2. 颅部的组成。
3. 颞区的境界、层次及各层的结构特点。

第二节　学习要点

一、面部浅层结构

（一）皮肤与浅筋膜

面部皮肤较薄、柔软有弹性，含较多的皮脂腺、毛囊、汗腺，是皮脂囊肿和疖肿的好发部位。

面部浅筋膜由疏松结缔组织构成。颊部脂肪较多，形成颊脂体；脸部脂肪少，故水肿时易显现。浅筋膜中有神经、血管和腮腺管，血运丰富，抗感染力强，创口愈合快，但创伤时出血多。

（二）面肌

面肌属皮肌，止于皮肤，收缩时牵动皮肤而呈现面部各种表情，多位于眼裂、口裂和鼻孔周围，由面神经颅外支支配。

（三）血管、淋巴和神经

1. 血管

（1）**面动脉 facial artery** 在平下颌角处发自颈外动脉，向前经茎突舌骨肌、二腹肌后腹深面进入下颌下三角；在下颌下腺深面，咬肌前缘处绕下颌骨体下缘，位于口角与鼻翼之间，上行至内眦。面动脉分布到面部，在口、鼻、眼的周围，两侧面动脉之间有丰富的吻合。在下颌骨下缘与咬肌前缘相交处可触及面动脉的搏动。

（2）**面静脉 facial vein** 伴行于面动脉的后方，起自内眦静脉，在下颌角下方与下颌后静脉的前支汇合，注入颈内静脉。面静脉经内眦静脉、眼上静脉和海绵窦交通。面静脉一般无静脉瓣，面肌收缩可促使血液逆流，故在两侧口角和鼻根连线所形成的三角区内，若患脓性感染，可沿上述途径逆行至颅内。面静脉借面深静脉与翼丛相通。

2. 淋巴

面浅层淋巴管丰富，吻合成网，有颧淋巴结、颊肌淋巴结、下颌淋巴结。

3. 神经

面部皮肤的感觉神经是三叉神经皮支，面肌的运动神经为面神经的分支。

（1）**三叉神经 trigeminal nerve** 的皮支

眶上神经：由眶上切迹或眶上孔至额区皮肤。

眶下神经：由眶下孔分布至下睑、鼻背外侧、上唇皮肤。

颏神经：由颏孔分布于下唇、颏区皮肤。

（2）**面神经 facial nerve** 的颅外支。

颞支：自腮腺上缘穿出。

颧支：自腮腺上前缘穿出，与面横动脉伴行。

颊支：自腮腺前缘穿出，分上、下两支，上支平行于腮腺管的上方。

下颌缘支：自腮腺下端穿出，越过面动、静脉的浅面，沿下颌骨下缘前行。

颈支：自腮腺下端穿出，在下颌角附近进入颈部，支配颈阔肌。

二、腮腺咬肌区

（一）腮腺的位置

腮腺 parotid gland 为最大的唾液腺，位于外耳道前下方，咬肌后缘及下颌后窝内。腮腺形态不规则，分浅、深两部，以峡部相连。浅部覆于下颌支和咬肌后份的表面，称面突；深部位于下颌支深面，伸向咽壁，称咽突。

（二）腮腺咬肌筋膜

系颈深筋膜浅层的延续，在腮腺后缘分为浅、深两层，包绕腮腺形成腮腺鞘。覆于咬肌表面的部分称为咬肌筋膜。

（三）腮腺导管

腮腺导管 parotid duct 自腮腺前缘上部发出，在颧弓下方（约一横指），越过咬肌表面，穿过颊肌，开口于平对上颌第二磨牙的颊黏膜上。

（四）面神经与腮腺的关系

面神经出颅后，因穿经腮腺而分成三段：

1. 腮腺前段

腮腺前段自茎乳孔至入腮腺之前，是面神经主干。

2. 腮腺内段

腮腺内段行于腮腺内，通常分为上、下两干，共发出 9～12 条神经，彼此交织成丛，最后形成五组分支。面神经位于颈外动脉和下颌后静脉的浅面。

3. 腮腺后段

腮腺后段五组分支，由腮腺浅部的上缘、前缘和下端穿出，呈扇形分布到相应的面肌。

（五）腮腺的毗邻及穿经腮腺的结构

1. 前缘

前缘贴于咬肌表面，自上而下有面神经颧支，面横动脉、静脉，面神经颊支上主支，腮腺管，面神经颊支下主支穿出。

2. 上缘

上缘邻颧弓、外耳道、颞下颌关节，自后向前有耳颞神经，颞浅动、静脉及面神经颧支穿出。

3. 下端

下端有面神经下颌缘支、颈支及下颌后静脉穿出。

4. 后缘

后缘邻乳突、二腹肌后腹及胸锁乳突肌前缘的上份。

5. 浅面

浅面有耳前淋巴结、耳大神经。

6. 深面

深面邻茎突诸肌及深部的血管（颈内动、静脉）、神经（后四对脑神经），称"腮腺床"。

7. 穿经腮腺实质的结构及其排列关系

纵行的有颈外动脉、颞浅动、静脉、下颌后静脉、耳颞神经，横行的有上颌动、静脉，面横动、静脉及面神经的分支。

（六）咬肌

咬肌 masseter 起自颧弓止于咬肌粗隆，浅面被腮腺和咬肌筋膜所覆盖，深面与下颌支之间有咬肌间隙。

三、面部间隙

面部间隙位于颅底与上、下颌骨之间，彼此交通。

（一）咬肌间隙

咬肌间隙 masseter space 位于咬肌深面与下颌支上部之间。咬肌的血管神经在此经过。牙源性感染可扩散至此间隙。

（二）翼下颌间隙

翼下颌间隙 pterygomandibular space 位于翼内肌与下颌支之间。内有舌神经、舌动脉、下牙槽血管、神经穿行。

（三）舌下间隙

舌下间隙 sublingual space 上界为口底黏膜，下界为下颌舌骨肌及舌骨舌肌。内有舌下腺、下颌下腺深部、下颌下神经节、舌神经、舌下神经及血管等。

四、额顶枕区层次结构

（一）境界

前为眶上缘，后为枕外隆突和上项线，两侧以上颞线为界。

（二）层次

额顶枕区由浅到深，分五层：

1. 皮肤

皮肤厚而致密，含大量毛囊、汗腺和皮脂腺，血供丰富。

2. 浅筋膜

浅筋膜含纤维束，将皮肤与深层的帽状腱膜紧密相连，纤维束将浅筋膜分成许多小格，内含神经、血管。

3. 帽状腱膜 epicranial aponeurosis

其前、后连额、枕肌，两侧续于颞筋膜。

4. 腱膜下蜂窝组织

腱膜下蜂窝组织连接帽状腱膜和骨膜，内有连通颅内、外静脉的导血管通过。该层为颅顶部的"危险区"。

5. 颅骨外膜

颅骨外膜盖于颅顶各骨表面，在骨缝处紧密愈着。

皮肤、浅筋膜与帽状腱膜紧密相连，难以分开，故可将这三层看作一层，称为头皮。浅筋膜内的血管神经，按其分布区可分为前、后两组：

（1）前组　有眶上血管、神经（位于外侧）及滑车上血管、神经（位于内侧）。眶上动脉、滑车上动脉起自眼动脉；眶上静脉、滑车上静脉，两者合成内眦静脉；眶上神经、滑车上神经起自额神经。

（2）后组　枕动脉起自颈外动脉，与枕大神经同穿过斜方肌；枕静脉汇入颈外静脉；枕大神经为第2颈神经后支，在动脉内侧。

五、颞区

(一) 境界

颞区位于颅顶两侧，介于上颞线与颧弓上缘之间。

(二) 层次

颞区由浅至深分六层：

1. 皮肤

皮肤移动性大。

2. 浅筋膜

浅筋膜含血管、神经，分耳前、后两组。

（1）耳前组　颞浅动脉为颈外动脉终支之一；颞浅静脉汇入下颌后静脉；耳颞神经起自下颌神经，分布于皮肤。

（2）耳后组　耳后动脉起自颈外动脉；耳后静脉汇入颈外静脉；耳大神经和枕小神经起自颈丛。

3. 颞筋膜 temporal fascia

颞筋膜自上颞线至颧弓内、外面。

4. 颞肌 temporal muscle

颞肌起自颞窝和颞筋膜深面，肌纤维经颧弓深面止于下颌骨冠突。

5. 骨膜 periosteum

骨膜薄，紧贴颞骨表面。骨膜和颞肌之间有颞下间隙。

六、颅顶骨

颅顶骨包括额、顶、枕骨及蝶骨大翼和颞骨鳞部，均属扁骨，彼此间以颅缝相结合。

颅顶骨的厚度各处不一，最薄为颞区。颅顶骨呈圆顶状，有一定的弹性。

颅顶骨分外板（较厚、耐受张力较大）、内板（较薄、较脆弱、外伤时易骨折）及板障（为内、外板之间的骨松质，含有骨髓、板障静脉）三层。

七、颅内、外静脉交通

颅内的静脉血，除经乙状窦汇入颈内静脉外，还有下列途径使颅内、外静脉相互交通。

(一) 通过面部静脉与翼丛的交通

颅内静脉通过面部静脉与翼丛交通。翼丛通过眼下静脉还与**海绵窦** cavernous sinus 交通。故口、鼻、咽等部位感染可能引起颅内的感染。

(二) 通过导静脉的交通

这些导静脉有顶导静脉、乳突导静脉、髁导静脉和额导静脉。

(三) 通过板障静脉的交通

板障静脉有额、颞前、颞后和枕板障静脉。

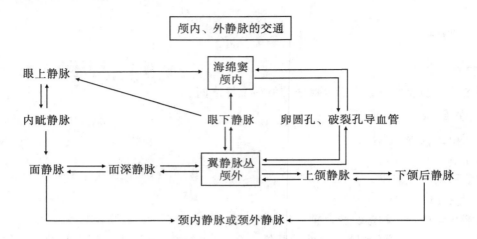

第三节　解剖操作指导

一、解剖面部

（一）切口

尸体取仰卧位，肩下垫木枕，使面部略抬高。皮肤切口请参考图1、图2。

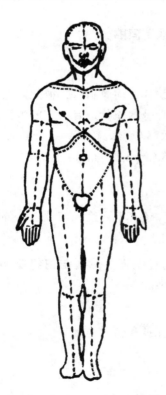

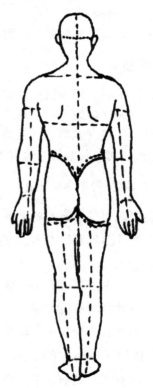

图1　人体解剖常用皮肤切口（前面）　　图2　人体解剖常用皮肤切口（后面）

1. 正中切口

从颅顶正中向前下经鼻背、人中至下颌体下缘做切口。

2. 横切口

从鼻根中点向外到眼内眦，沿睑裂上、下缘到眼外眦，并继续向外到耳前做一横切口。

3. 环形切口

在鼻孔和口裂周围各做一环形切口。

4. 下横切口

沿下颌体下缘至下颌角，再至乳突尖做横切口。

各切口要深浅适宜，不要过深。然后将眼裂下方的皮片向后翻到耳郭根部，上方的皮片翻向上后。翻皮片时要细心，刀刃应向皮面，尽量使深面的肌肉少受损伤。

（二）层次解剖

1. 解剖面肌

（1）在眼内眦处摸认睑内侧韧带（拉眼睑向外时紧张），然后修洁眼轮匝肌。睑部的肌纤维色淡而薄，修洁时要小心，不要误以为脂肪而除去。

（2）修洁口轮匝肌，注意不要切掉与口轮匝肌交织的其他肌肉。

（3）在前额修洁额肌，刀刃应与肌纤维平行。

（4）在鼻上半部靠眼内眦处找出滑车下神经。

（5）追踪面静脉到颧大肌深面，修洁提上唇肌、颧小肌和颧大肌。

（6）追踪颈阔肌，可见其后部纤维向前弯向口角，即为笑肌。在口角下方，辨认并修洁降口角肌和它前面的降下唇肌。

2. 解剖腮腺区

（1）解剖腮腺咬肌筋膜 紧靠耳郭前面，自颧弓到下颌角切开腮腺表面的腮腺咬肌筋膜，向前、上、下三个方向逐渐翻起除去，修洁时可能见到一些小的淋巴结即腮腺淋巴结。

（2）以腮腺管为起点解剖穿出腮腺前缘上份至上端的结构 先在腮腺前缘、颧弓下方约一指宽处找到腮腺管，追踪到咬肌前缘，在腮腺管上方寻找副腮腺（一小部分分离的腮腺），面横血管和面神经颧支（有上、下两支）。

在腮腺的上端找出颞浅动脉和静脉，并在血管的后方找出三叉神经分出的耳颞神经，血管的前方找出面神经的颞支。

（3）解剖穿出腮腺前缘下份及下端的结构 在腮腺管下方寻找面神经的颊支和下颌缘支。

在腮腺的下端找出面神经的颈支和下颌后静脉的前支和后支。在腮腺上、前、下三个方向的结构依次有：①耳颞神经；②颞浅血管；③面神经颞支；④面横血管；⑤面神经颧支；⑥腮腺管；⑦面神经颊支；⑧面神经下颌缘支；⑨面神经颈支；⑩下颌后静脉的前支、后支。

（4）解剖面神经、颈外动脉和颞浅动脉，并观察其在腮腺内的排列。

1）追踪面神经各支至进入面肌处。

2）将颧大肌、颧小肌和提上唇肌从起点分离向下翻开，修洁面动、静脉及其分支和属支。注意找到面深静脉，它由面静脉越过颊肌时分出，向后穿过脂肪到咬肌的深面，与翼丛相交通。

3）小心去掉咬肌前缘深面的颊脂体，追踪面神经的颊支到颊肌，找出与颊支有吻合的下颌神经的分支颊神经和与之相伴行的颊动脉，修洁颊神经并向后追踪到下颌支前缘。

4）逐块除去腮腺浅部，可见面神经各支交织成丛，顺面神经各分支向前追至颞面干和颈面干。追踪面神经各支向后至其本干。同时寻找由耳大神经和耳颞神经来的交通支。耳大神经来的分支不易寻到，而由耳颞神经来的分支较大比较好找。继续追踪面神经干到茎乳孔，找出面神经干进入腮腺前的分支：耳后神经及到二腹肌后腹和茎突舌骨肌的肌支。

5）继续除去腮腺实质，找出并修洁下颌后静脉，观察其由颞浅静脉和上颌静脉合成。下颌后静脉出腮腺后分为前、后两支，前支与面静脉合成面总静脉，后支与耳后静脉合成颈外静脉。位于静脉深面可见颈外动脉，解剖分离至下颌颈高度，见其分为颞浅和上颌动脉。注意颞浅动脉起始处发出面横动脉，向前横行于颧弓和腮腺导管之间。

（5）解剖面动、静脉　在下颌骨下缘与咬肌前缘相交处，寻找面动脉及位于面动脉后外方的面静脉，并向内上方追踪，见其经口角、鼻翼外侧向上延续为内眦血管。面动脉在口角的外下方，发出下唇动脉，平口角发出上唇动脉。

3. 解剖眶上神经、眶下神经和颏神经

（1）解剖穿出额肌纤维的滑车上神经和血管以及眶上神经和血管，前者在眶上缘内侧部的上方，距正中线约一横指宽处；后者常有两支，位于较外侧。

（2）翻开眼轮匝肌下内侧份，找出穿眶下孔的眶下神经和血管，修洁它们的分支。

（3）切断并向下翻起降口角肌，找出由颏孔穿出的颏神经。

4. 解剖咬肌

修洁咬肌，观察其起止形态，向前翻起其后缘上部，寻找进入咬肌的神经和血管。

5. 解剖面侧深区（颞下窝）

用刀柄自下颌颈和下颌支后缘的深面插入，使下颌颈和下颌支与深面的软组织分离，刀柄向下移动，受阻处就是下牙槽神经和血管穿入下颌孔之处。用骨剪剪断下颌颈，并紧靠下颌孔上方水平锯断下颌支，将此段骨片去掉，小心除去脂肪纤维组织，露出深面的肌肉、血管和神经。依次找出并修洁下列结构：①在下颌孔处找到下牙槽神经和下牙槽动脉，向上追踪到翼外肌下缘。在下牙槽神经进入下颌孔的稍上方，寻找它发出的细小的下颌舌骨肌神经。②在下牙槽神经的前方，翼内肌表面找出舌神经。③追踪颊神经到翼外肌两头之间，颞深神经和咬肌神经到翼外肌上缘。④修洁位于翼外肌表面的上颌动脉及其分支。有时上颌动脉位于翼外肌深面待以后再解剖。在修洁过程中遇到一些小静脉交织成网，即翼静脉丛，可除掉。翼静脉丛向后下汇合成一或两支较大的静脉，即上颌静脉。⑤修洁翼外肌和翼内肌已暴露的部分，观察它们的起止和形态。

6. 解剖面侧深区浅部

（1）除去颞下颌关节盘、下颌头及翼外肌，注意不要损伤耳颞神经、上颌动脉和深面其他结构。

（2）修洁下颌神经及其分支，拉舌神经向前，找出加入其后缘的鼓索神经。凿开下颌管，追踪下牙槽神经到牙根和颏孔。

（3）修洁上颌动脉第一段，找出它的分支。追踪脑膜中动脉到棘孔，看清耳颞神经两个根包绕脑膜中动脉的情况，追踪修洁耳颞神经。

（4）扭转下颌神经干（必要时可以切断翻开），试寻找位于其深面的耳神经节和连于耳神经节的小支。

二、解剖颅部

解剖颅部主要是解剖颅顶部软组织。

（一）皮肤

将尸体头垫高，把颅顶正中矢状皮肤切口向后延续到枕外粗隆，并从颅顶正中做一冠状切口向下到耳根上方，自颅顶中央将颅顶皮肤向外下翻开。

（二）浅筋膜

1. 在前额找到前已找出的滑车上神经和血管、眶上神经和血管，以及颅顶肌的额腹，向上追踪修洁直到颅顶。

2. 向上追踪面神经颞支，同时修洁颞筋膜前部。

3. 向上追踪颞浅血管和耳颞神经。

4. 在耳郭后面，追踪并修洁耳大神经、枕小神经、耳后血管、耳后神经。

5. 将尸体翻转，面部朝下，在枕外隆凸处的浅筋膜中找出由颈部上升的第三颈神经末支。摸认上项线，估计这里浅筋膜的厚度，然后在距枕外隆凸外侧 2.5cm 处切开浅筋膜，找出在此处穿出深筋膜的枕动脉和枕大神经，追踪它们到颅顶。

（三）帽状腱膜、腱膜下疏松结缔组织、颅骨外膜

1. 从上向下，修洁颅顶腱膜的后部和颅顶肌的枕腹，注意不要损伤血管和神经。

2. 在正中线切开颅顶腱膜，插入刀柄，检查其下面的疏松结缔组织和颅顶肌前、后、左、右相连情况。分层仔细观察帽状腱膜、腱膜下疏松结缔组织和颅骨外膜。探查证实颅骨外膜与骨缝连接紧密。

第四节　临床病例

病例 1

患者，男，17 岁，学生，因严重的面部粉刺（痤疮）去皮肤科就医。医生观察到患者口唇上方以及鼻尖等部位有带脓点的脓肿（疖肿），有些顶部已经有浅黄色的脓头。医生为其做了治疗处理，给予抗生素治疗，并告诉他不要挤压脓肿，因为该处为面部的"危险三角区"，容易引起感染，并可能导致颅内感染。

临床诊断：面部痤疮继发引起上唇、鼻尖疖肿。

临床解剖学问题：

1. 描述面部的危险三角区。

2. 从解剖学的角度解释面部的感染向颅内蔓延的可能途径。

3. 颅内感染的危害性有哪些？

病例 2

患者，女，50 岁，早晨起床后洗漱，从镜子中看到自己右侧面部下垂，面部感觉与往

常不同。闭目时右眼合不拢，右侧嘴唇不能动，不能吹口哨，不能鼓气，不能上扬右边眉毛或是皱眉，吃饭时食物会从右侧嘴角漏出来。此女性怀疑自己已中风，因此去医院就诊。患者向医生表述，几天前患了感冒并中耳炎感染，前一天晚上驾车回家途中，开着车窗吹着风行车。

体格检查：患者平静状态下，右脸变平无皱纹，无表情；右侧面下部下垂，右侧口角有唾液流出；患者右侧舌前 2/3 的味觉消失；右侧面肌和颈阔肌不能随意控制；微笑的时候，患者面下部歪向左侧，左侧口角上扬。

临床诊断：病毒感染，Bell 麻痹。

临床解剖学问题：

1. 哪条神经、哪侧损伤会导致患者出现上述体征？

2. 此患者神经损伤的可能部位是哪里？

3. 为什么患者右眼闭不上，即使是在睡着时？

4. 为什么患者右舌前 2/3 失去了味觉？

5. 此种面瘫能完全恢复治愈吗？

病例 3

患儿，男，5 岁，从幼儿园回家后不适，咽痛，发热，右侧耳前有肿大，触摸有疼痛，不肯饮食。家长送其到儿科治疗。医生观察到，患儿面部两侧不等，右侧腮腺肿大明显，触压时疼痛，张口检查时发现患儿的右侧腮腺乳头周围红肿。当患儿吸吮酸性饮料时，右侧腮腺部位疼痛明显加剧。

临床诊断：腮腺炎。

临床解剖学问题：

1. 简述腮腺的形态、位置和分布。

2. 简述腮腺导管的起止、行径和开口部位。

3. 为什么肿大的腮腺会引起疼痛，尤其是咀嚼时？

4. 为什么吸吮酸性饮料时，腮腺疼痛加剧？

病例 4

患者，青年女性司机，在车祸中外伤，致其前额至头顶部位被车内装饰物损伤，皮肤破损，流血不止。此伤者被送到医院的急诊室，医生检查发现其头部有一个 2~3cm、深达颅骨的伤口，医生做了头部伤口清创、缝合处理。

临床诊断：前额上部锐器切割伤。

临床解剖学问题：

1. 从解剖学角度解释，为什么头部损伤出血比较多？

2. 为什么头皮伤口较深时一定要逐层缝合？

3. 头皮深部损伤还具有哪些潜在危险？

第五节　临床病例问题分析答案

病例 1 答案

1. 面前部软组织的静脉血液由面静脉收纳。此静脉位置表浅，基本行程是起自内眦静脉，在面动脉的后方伴其斜行向外下，在下颌角下方接受下颌后静脉的前支，在舌骨大角附近注入颈内静脉。面静脉的特点是在口角平面以上缺少静脉瓣，并借多条静脉吻合与颅内海绵窦相交通。当面部，尤其是鼻根至两侧口角间的三角区发生感染处理不当时，病菌可进入颅内，造成颅内感染。因此，临床上称此三角间的区域为"危险三角"。

2. 面部危险三角区内的化脓性感染，由于挤压可使病菌从面静脉通过内眦静脉、眼上和眼下静脉，蔓延到颅内的海绵窦；亦可通过面深静脉、翼静脉丛、眼下静脉和颅内海绵窦交通。

3. 如果面部，特别是危险三角区的感染处理不当时，进而可能引起颅内感染，导致脑膜炎和脑水肿、颅内压升高。更严重的是，颅内压升高可能会引起枕骨大孔疝（亦称为小脑扁桃体疝），进而压迫脑干的呼吸和心血管运动中枢，导致呼吸和心搏骤停而死亡。

病例 2 答案

1. 右侧面神经损伤可以导致患者出现上述体征。面神经是支配面部表情肌的神经，面神经的功能障碍，如麻痹，就会发生面瘫。Bell 麻痹（面神经麻痹）常常发生在头面部暴露于寒冷环境中。面神经麻痹可以发生在任何年龄段，但是在 35～55 岁最常见。

2. 面神经有颅内和颅外两部分，行程中与诸多结构相毗邻。其损伤可发生在脑桥小脑三角、面神经管内和腮腺区等处。本案例的面神经损伤在面神经管内鼓索神经的以上部分，最可能在颞骨岩部的面神经管内。原因如下：①面神经颅外损伤主要表现为患侧面肌瘫痪，口角歪向健侧，鼻唇沟变平，不能鼓腮，不能闭眼，不能皱眉，额纹消失；②面神经颅内损害，当损伤在面神经管中鼓索神经的以上部分，除上述表现外，还可出现患侧泪腺、鼻腭黏液腺、舌下腺及下颌下腺分泌障碍，舌前 2/3 味觉障碍；面神经还发出镫骨肌神经支配鼓室内的镫骨肌，面神经损伤使镫骨肌功能丧失，出现听觉过敏现象。

3. 面神经干出茎乳孔后进入腮腺，在腮腺体内分支吻合组成腮腺内丛，由丛发出 5 组分支达腮腺边缘，这些分支为颞支、颧支、颊支、下颌缘支和颈支，分别支配额肌、眼轮匝肌、颧肌、颊肌、口轮匝肌、口周围肌、下唇肌和颈阔肌等。右眼轮匝肌瘫痪使眼裂不能闭合，即使在睡着时也存在。

4. 由于本案例的面神经损伤在面神经管内鼓索神经的以上部分，最可能在颞骨岩部的面神经管内。因为鼓索中的特殊内脏感觉纤维接受的是同侧舌前 2/3 味觉，所以患者右侧舌前 2/3 味觉丧失。

5. 茎乳孔以上的面神经炎症造成面瘫，病因多为病毒感染，大多数病例是非持久性的损伤，即可以恢复，但是恢复较慢、预后较好。个别患者可能存在持久的面部不对称。

病例 3 答案

1. 腮腺位于外耳门前下方。其上缘邻近颧弓、外耳道和颞下颌关节，下缘平下颌角，前缘邻咬肌、下颌支和翼内肌的后部，后缘邻乳突前部和胸锁乳突肌上部的前缘。腮腺呈不规则的楔形或锥体形，底向外，尖向内并突向咽旁。通常以穿过腮腺的面神经丛为界，将腮腺分为浅、深两部。浅部覆于下颌支和咬肌后份的表面，称面突；深部位于下颌后窝及下颌支的深面，向内突至咽侧壁，称咽突。位于腮腺深面的茎突及茎突诸肌，颈内动静脉和第Ⅸ～Ⅻ对脑神经共同形成腮腺床。腮腺的炎症能引起面侧部相应部位的肿大。

2. 腮腺导管自腮腺前缘上部发出，在颧弓下方约一横指（约 1.5cm）前行，跨过咬肌表面，至咬肌前缘转折，穿过颊肌和颊脂体，开口于平对上颌第二磨牙牙冠颊黏膜处的腮腺乳头。腮腺导管的体表投影为自鼻翼与口角间连线的中点至耳屏切迹连线的中 1/3 段。腮腺及导管的炎症会引起腮腺乳头周围的红肿。

3. 腮腺被颈深筋膜的浅层所延续的坚韧的囊所包绕，限制了炎症的肿大，故引起疼痛。腮腺包绕在下颌支的后缘，张口时腮腺被推向后方的乳突，故咀嚼时能引起疼痛。

4. 由于酸性成分能刺激唾液的分泌，故导致在吸吮酸性饮料时，疼痛加剧。

病例 4 答案

1. 人体头部额顶枕区的软组织，由浅入深分为五层：皮肤、浅筋膜、帽状腱膜、腱膜下疏松结缔组织以及颅骨外膜。①皮肤厚而致密，血管和淋巴管丰富，含大量毛囊、汗腺和皮脂腺。②浅筋膜由致密结缔组织和脂肪组织构成。致密结缔组织构成的纤维隔使皮肤与深层的帽状腱膜紧密相连，将脂肪组织分隔成许多小格，内有神经、血管穿行。③帽状腱膜坚韧而致密。前连额肌，后连枕肌，两侧续于颞筋膜浅层。④腱膜下疏松结缔组织（腱膜下间隙），由连于帽状腱膜和骨膜之间的疏松结缔组织构成。⑤颅骨外膜由致密结缔组织构成，与颅顶骨表面疏松相连，在骨缝处结合紧密。其中皮肤、浅筋膜与帽状腱膜紧密相连难以分离，通常合称为头皮。

根据颅顶血管的行径、分组、分布特点，可分为三组，但血管间吻合丰富。①前组有眶上血管（位于外侧）及滑车上血管（位于内侧）。②外侧组有耳前组的颞浅血管和耳后组的枕小血管。③后组有枕血管、枕大神经等。

颅顶血管从颅周围向颅顶走行。由于头皮的动脉有联系皮肤和帽状腱膜的纤维隔附着，受纤维隔牵拉的动脉破裂后不能收缩并难以凝固血液。因此，头皮损伤后出血较多且难以止血。

2. 当头部损伤至帽状腱膜，受枕、额肌前后部的牵拉，头皮的深创伤会使伤口裂开，故出血量多、流血不止。因此，缝合头皮时一定要逐层缝合，特别是要缝合帽状腱膜，一方面可以减少皮肤的张力，有利于伤口的愈合；另一方面也有利于止血。

3. 头皮的严重感染会扩散到硬脑膜，因为颅顶骨的板障静脉和硬膜静脉窦广泛联系，因此可能会引起颅骨的感染（骨髓炎）和硬膜窦血栓的形成。

（夏　蓉）

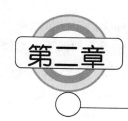

第二章　颈　部

第一节　学习目标

一、掌握

1. 浅静脉及皮神经的分布。
2. 颈筋膜的层次结构和筋膜间隙及其交通关系。
3. 颈动脉三角的边界、内容。
4. 肌三角的边界、内容；甲状腺区前面的层次结构；甲状腺的位置、被膜、固定装置和毗邻，甲状腺的血管和神经；气管颈段前面的层次结构及毗邻关系。
5. 胸锁乳突肌区的范围及浅层、深层结构及其毗邻关系。

二、熟悉

1. 颈部的境界与区分。
2. 下颌下三角的边界、层次及内容。
3. 颈根部（胸颈区）和斜角肌间隙的位置及内容。

三、了解

1. 颈部的体表标志和体表投影，颈部结构配布特点。
2. 颏下三角的构成及内容。
3. 枕三角的境界、内容。
4. 锁骨上三角的境界、内容。
5. 颈部浅、深淋巴回流。

第二节　学习要点

一、颈部浅层结构

颈部浅层皮肤薄、柔软，活动性大，表面有横纹，手术宜采用横切口。浅筋膜较疏松，颈前、外侧部分布有颈阔肌，此外还有浅神经、浅静脉和浅淋巴结。

（一）颈阔肌

颈阔肌 platysma 为位于颈部浅筋膜内的皮肌，薄而宽阔。起自胸大肌和三角肌表面的筋膜，向上止于口角、下颌骨下缘和面下部皮肤。此肌收缩时，使口角及下颌向下，并使颈部皮肤出现皱褶。

（二）皮神经

1. 面神经颈支 cervical branch of facial nerve

面神经颈支由腮腺下缘穿出，至颈阔肌深面，支配该肌。

2. 颈丛皮神经

颈丛皮神经由颈丛发出后，在胸锁乳突肌后缘中点附近集中穿出深筋膜，分支有**枕小神经** lesser occipital nerve、**耳大神经** great auricular nerve、**颈横神经** transverse nerve of neck 和**锁骨上神经** supraclavicular nerve，分布于颈部、枕部、耳郭背面、肩部、胸前壁上部等皮肤，司感觉。

（三）浅静脉

1. 颈前静脉 anterior jugular vein

颈前静脉在颈正中线两侧下降至胸骨上间隙，经胸锁乳突肌表面注入颈外静脉。左、右侧颈前静脉在胸骨上间隙内有横行的颈静脉弓相连。

2. 颈外静脉 external jugular vein

颈外静脉由下颌后静脉后支及耳后静脉和枕静脉合成，沿胸锁乳突肌表面下行，穿深筋膜，注入锁骨下静脉。特别注意该静脉末端有静脉瓣，但不能阻止血液倒流；静脉壁在穿深筋膜处与其紧密愈着，故受伤破裂时，管腔不易闭合，可致气栓。

（四）浅淋巴结

浅淋巴结有颈前浅淋巴结和颈外侧浅淋巴结，沿同名静脉周围排列。

二、颈筋膜及筋膜间隙

（一）颈筋膜

颈筋膜分浅、中、深三层包绕颈部各器官，并形成筋膜鞘及筋膜间隙。

1. 颈筋膜浅层

颈筋膜浅层又称**封套筋膜** investing fascia，呈圆桶状，围绕整个颈部。颈筋膜浅层包绕斜方肌和胸锁乳突肌并形成二肌的鞘，包绕下颌下腺和腮腺并形成二腺的鞘。

2. 颈筋膜中层

颈筋膜中层又称**气管前筋膜** pretracheal fascia，上连舌骨，两侧至肩胛舌骨肌，向下附着于锁骨和胸骨柄的后缘，包被舌骨下肌群并形成其肌鞘。颈筋膜中层包绕甲状腺并形成甲状腺鞘，又称假被膜。

3. 颈筋膜深层

颈筋膜深层又称**椎前筋膜** prevertebral fascia，位于椎前肌及斜角肌前面，上起颅底，下续前纵韧带及胸内筋膜。该筋膜延伸至腋腔包裹腋血管和臂丛，形成**腋鞘** axillary sheath。

4. 颈动脉鞘 carotid sheath

颈动脉鞘是较致密的筋膜鞘，包裹颈总动脉和颈内动脉、颈内静脉、迷走神经。

（二）筋膜间隙

1. 胸骨上间隙 suprasternal space

颈筋膜浅层在胸骨颈静脉切迹上方 2~3cm 处分为前后两层，胸骨上间隙是附着于胸骨柄的前、后缘所形成的筋膜间隙，内有胸锁乳突肌胸骨头、颈前静脉下段、颈静脉弓、淋巴结及脂肪组织。

2. 锁骨上间隙 supraclavicular space

锁骨上间隙是颈筋膜浅层在锁骨上方分为两层所形成的，经胸锁乳突肌后方与胸骨上间隙相通，内有颈前浅静脉、颈外静脉末段及结缔组织。

3. 气管前间隙 pretracheal space

气管前间隙位于颈筋膜中层与气管之间，内有甲状腺最下动脉，甲状腺下静脉和甲状腺奇静脉丛，向下通上纵隔。

4. 咽后间隙 retropharyngeal space

咽后间隙位于椎前筋膜与颊咽筋膜之间，向下通后纵隔，向外侧延伸为咽外侧间隙。

5. 椎前间隙 prevertebral space

椎前间隙位于脊柱颈部与椎前筋膜之间。颈椎结核脓肿多积于此间隙，可经腋鞘扩散到腋窝。若脓肿溃破可经咽后间隙蔓延至后纵隔。

三、颈部区分

一般以两侧斜方肌前缘为界，分颈部为前部的固有颈部（即通常所指的颈部）和后部的项部。固有颈部又以胸锁乳突肌前、后缘为界，分为颈前区、胸锁乳突肌区和颈外侧区。

（一）颈前区

边界 { 内侧界：颈前正中线
外侧界：胸锁乳突肌前缘
上界：下颌骨下缘

颈前区包括以下几个三角，除颏下三角为一个外，其他均成对。

颏下三角：位于两侧二腹肌前腹内侧缘和舌骨体上缘之间。

下颌下三角：又名颌下三角，位于二腹肌前、后腹及下颌骨下缘之间。

颈动脉三角：位于胸锁乳突肌前缘、二腹肌后腹和肩胛舌骨肌上腹之间。

肌三角：又名肩胛舌骨肌气管三角，位于胸锁乳突肌前缘、肩胛舌骨肌上腹和颈前正中线之间。

（二）颈外侧区

颈外侧区又名颈后三角，位于胸锁乳突肌后缘、斜方肌前缘和锁骨中 1/3 上缘之间。肩胛舌骨肌分其为上部的枕三角和下部的锁骨上大窝（锁骨上三角）。

（三）胸锁乳突肌区

胸锁乳突肌区即胸锁乳突肌占据和覆盖的部位。

四、颈部重要局部记载

（一）颏下三角

颏下三角 submental triangle 由左、右二腹肌前腹和舌骨体围成。由浅入深是皮肤、浅筋膜、封套筋膜、下颌舌骨肌及其筋膜。三角内可见 1～3 个颏下淋巴结。

（二）下颌下三角

1. 构成

下颌下三角 submandibular triangle 由二腹肌前、后腹和下颌骨下缘围成。其底由下颌舌骨肌、舌骨舌肌及咽中缩肌等构成。

2. 内容及其毗邻

（1）**下颌下腺** submandibular gland 包于颈深筋膜浅层形成的鞘中，为下颌下三角的主要内容物。腺体深部前端发出下颌下腺管，在下颌舌骨肌深面前行，开口于舌下阜。

（2）**面静脉** facial vein 起自内眦静脉，经鼻翼和口角外侧向后下行至咬肌前下角，越过下颌骨下缘，进入该三角，一般在下颌下腺后部附近接纳下颌后静脉的前支后，注入颈内静脉。

（3）**面动脉** facial artery 经下颌下腺深面和上部，向前上行至面部。

（4）**舌动、静脉** 舌动脉经舌骨舌肌后缘深面入舌，舌静脉位于该肌的浅面。

（5）**舌神经** lingual nerve 经下颌下腺的上内侧前行入舌。

（6）**舌下神经** hypoglossal nerve 与舌静脉伴行，至舌肌。

（7）**下颌下淋巴结** submandibular lymph node 位于下颌下三角的浅层和下颌下腺鞘内。

（三）颈动脉三角

1. 境界

颈动脉三角 carotid triangle 由肩胛舌骨肌上腹、二腹肌后腹和胸锁乳突肌围成。

2. 内容及其毗邻

颈动脉三角内有颈总动脉及其分支、颈内静脉及其属支、舌下神经、迷走神经、副神经以及部分颈深淋巴结等。

（1）动脉

1）**颈总动脉** common carotid artery：颈总动脉在甲状软骨上缘处分为颈内动脉和颈外动脉。颈总动脉分叉处的后面有**颈动脉小球** carotid glomus，颈内动脉起始处的膨大为**颈动脉窦** carotid sinus。二者分别是化学感受器和压力感受器。

2）**颈外动脉** external carotid artery：颈外动脉在颈动脉三角内的分支有甲状腺上动脉、舌动脉、面动脉、枕动脉和咽升动脉。

3）**颈内动脉** internal carotid artery：在颈部无分支。

（2）静脉 **颈内静脉** internal jugular vein：在颈部属支有面静脉、舌静脉和甲状腺上、中静脉。

（3）神经

1）**舌下神经** hypoglossal nerve：在颈内、外动脉的浅面，向前弯行，经颏下三角至舌肌。其降支与颈丛分支吻合，形成颈袢，自袢发支至舌骨下肌群。

2）**迷走神经** vagus nerve：位于颈总动脉与颈内静脉之间的后方。

3）**副神经** accessory nerve：经二腹肌后腹深面入颈动脉三角，发出肌支支配胸锁乳突肌，本干向后至枕三角。

（4）**二腹肌后腹** posterior belly of diagastric　是颈动脉三角与下颌下三角的共同边界。其表面有耳大神经、下颌后静脉及面神经颈支；深面有颈内动、静脉及颈外动脉，末三对脑神经及颈交感干；其上缘有耳后动脉、面神经及舌咽神经等；下缘有枕动脉和舌下神经。

（5）**颈交感干** cervical part of sympathetic trunk　位于椎前筋膜的深面。

（6）**颈深淋巴结上群**　沿着颈内静脉上段排列。

（四）肌三角

1. 境界

肌三角 muscular triangle 位于颈前正中线、胸锁乳突肌前缘和肩胛舌骨肌上腹之间。

2. 内容

肌三角含有位于浅层的胸骨舌骨肌和肩胛舌骨肌上腹，位于深层的胸骨甲状肌和甲状舌骨肌，以及位于气管前筋膜深面的甲状腺、甲状旁腺、气管颈段和食管颈段等器官。

（1）甲状腺的局部解剖

1）形态和位置：**甲状腺** thyroid gland 呈"H"形，分为两侧叶和峡部，峡部可有锥状叶向上伸延。侧叶位于喉和气管的两侧，上极达甲状软骨的中部，下极平第6气管软骨环。峡部位于第2~4气管软骨环前面。

2）被膜：甲状腺由真、假两层被膜包被。内层为纤维囊，也称真被膜，包裹甲状腺表面；外层为假被膜来自气管前筋膜，即甲状腺鞘。真、假被膜间形成的间隙称囊鞘间隙，内有疏松结缔组织、血管、神经和甲状旁腺（甲状旁腺：上、下共两对，上对位于甲状腺侧叶后缘的上、中 1/3 交界处，下对位于后缘下1/3）。

3）血管、神经：①**甲状腺上动脉** superior thyroid artery 与喉上神经。甲状腺上动脉起于颈外动脉，下行至侧叶上极时分为前支、后支和峡支，分布于甲状腺。喉上神经的喉外支与甲状腺上动脉的后支伴行，喉上神经的喉内支与喉上动脉（为甲状腺上动脉的分支）伴行，穿过甲状舌骨膜入喉。②**甲状腺下动脉** inferior thyroid artery 与喉返神经。甲状腺下动脉起于甲状颈干，上升至第6颈椎高度，转向内侧，经颈动脉鞘后方，至甲状腺侧叶后下方，分为2~4支入腺体。喉返神经在甲状腺侧叶后方直向上行，与甲状腺下动脉相互呈十字交叉，神经可在动脉的前面、后面或其两个分支之间。③**甲状腺最下动脉** arteria thyroidea ima 直接起于主动脉弓或头臂干，经气管前面上升，至峡部，其出现率约为10%。④甲状腺的静脉。**甲状腺上静脉** superior thyroid vein 与同名动脉伴行，注入颈内静脉；**甲状腺中静脉** middle thyroid vein 起自侧叶中部，向外侧横行，注入颈内静脉；**甲状腺下静脉** inferior thyroid vein 注入头臂静脉。

4）毗邻：前面由浅而深，依次为皮肤、皮下组织（颈阔肌、颈前静脉）、颈深筋膜浅层、舌骨下肌群和甲状腺假被囊。后面有喉、气管、咽、食管、喉返神经和甲状旁腺。后外侧为颈动脉鞘及其内容、颈交感干。

（2）气管颈段　**气管颈段** cervical part of trachea 前方由浅入深为皮肤、颈浅筋膜、颈深筋膜浅层、颈深筋膜中层及其包被的胸骨舌骨肌和胸骨甲状肌。在颈深筋膜中层和气管颈段前面之间形成气管前间隙，其中主要有甲状腺奇静脉丛、甲状腺下静脉，有时还有甲状腺最下动脉。做低位气管切开术时，应注意此关系。在小儿，胸腺、头臂干、左头臂静脉甚至主动脉弓均位于胸骨颈静脉切迹的稍上方越过气管前方，故施行小儿气管切开术时，更应注意上述解剖关系。

（3）食管颈部　**食管颈部** cervical part of esophagus 上端平环状软骨下缘，下端在颈静脉切迹平面移行为食管胸部。

（五）胸锁乳突肌区

1. 境界

胸锁乳突肌区 sternocleidomastoid region 上界为乳突，下界为胸骨和锁骨胸骨端的上缘，前内界和后外界分别为胸锁乳突肌的前后缘。

2. 内容及其毗邻

（1）颈丛　**颈丛** cervical plexus 由第 1~4 颈神经前支组成，位于胸锁乳突肌上段的深面，中斜角肌和肩胛提肌起始端的前方。主要分支有枕小神经、耳大神经、颈横神经、锁骨上神经和膈神经。

（2）颈动脉鞘及其内容物　**颈动脉鞘** carotid sheath 上起自颅底，下续纵隔。由鞘向内伸出间隔，分隔鞘内诸内容。在鞘内，颈内静脉居外侧，颈内动脉或颈总动脉位于内侧，迷走神经走行于上述动、静脉之间的后方。

（3）颈交感干　**颈交感干** cervical part of sympathetic trunk 由颈上、中、下交感神经节及其节间支组成，位于脊柱两侧，位于颈深筋膜深层深面。颈上神经节最大，呈梭形，位于 2~3 颈椎横突前方。颈中神经节最小或不明显，位于第 6 颈椎横突的前方。颈下神经节位于第 7 颈椎平面，在椎动脉起始部的后方，多与第 1 胸神经节融合为颈胸神经节。以上 3 对神经节各发出心支入胸腔，参与心丛组成。

（六）颈根部

1. 范围

颈根部指颈、胸部之间的接壤区，其内有出入胸廓上口的诸多结构。境界：前界胸骨柄，后界为第 1 胸椎体，两侧界为第 1 肋。**前斜角肌** scalenus anterior 是此区内的重要标志结构。

2. 内容

纵行结构：胸膜顶、椎动脉、胸廓内动脉、甲状颈干、迷走神经、膈神经等；横行结构：锁骨下动、静脉、胸导管及右淋巴导管等。

（1）**胸膜顶** cupula of pleura　高出锁骨内 1/3 上缘 2~3cm。胸膜顶的毗邻：

前方：锁骨下动脉及分支、前斜角肌、膈神经、迷走神经、锁骨下静脉、胸导管（左）。

后方：颈交感干、第 1 胸神经前支。

外侧：中斜角肌和臂丛。

内侧：左侧有左锁骨下静脉和左头臂静脉，右侧有头臂干、右头臂静脉和气管。

（2）**锁骨下动脉** subclavian artery　左侧起自主动脉弓，右侧起自头臂干；呈弓形向外行，经斜角肌间隙，在第 1 肋外缘处移行为腋动脉。被前斜角肌分为 3 段：第 1 段在前斜角肌内侧，第 2 段在前斜角肌后方，第 3 段在前斜角肌外侧，位于第 1 肋上面。主要分支有 4 条，均来自第一段。由锁骨下动脉第 1 段上壁分出的有**椎动脉** vertebral artery 和**甲状颈干**

thyrocervical trunk，前者经第 6~1 颈椎横突孔入颅内，后者分出甲状腺下动脉、肩胛上动脉和颈横动脉；下壁分出的有**胸廓内动脉** internal thoracic artery 和**肋颈干** costocervical trunk，肋颈干的主要分支有颈深动脉和最上肋间动脉。

（3）**锁骨下静脉** subclavian vein　在第 1 肋外缘，由腋静脉延续而来；经锁骨与前斜角肌之间向内行，与颈内静脉汇合成头臂静脉，汇合处为**静脉角** venous angle。

（4）**迷走神经** vagus nerve　右侧迷走神经下行于锁骨下动、静脉之间进入胸腔，经右锁骨下动脉时发出右喉返神经返回颈部；左侧迷走神经在颈总动脉和锁骨下动脉之间进入胸腔。

（5）**膈神经** phrenic nerve　在椎前筋膜深面，前斜角肌前面下行，经迷走神经外侧，锁骨下动、静脉之间进入胸腔。

（6）**胸导管** thoracic duct　经胸廓上口进入颈根部，先沿食管颈部左缘上行，然后呈弓状向左，经颈动脉鞘后方，椎血管和颈交感干前方，弯向下内注入左静脉角。

（7）**右淋巴导管** right lymphatic duct　为一短干，长约 1cm，注入右静脉角。

（8）**椎动脉三角** triangle of vertebral artery　外侧界为前斜角肌，内侧界为颈长肌，下界为锁骨下动脉第 1 段。内容有椎动、静脉，甲状腺下动脉，颈交感干等。

（七）枕三角

1. 境界

枕三角 occipital triangle，又称**肩胛舌骨肌斜方肌三角**。前界为胸锁乳突肌后缘，后界为斜方肌前缘，下界为肩胛舌骨肌下腹。

2. 内容

（1）**副神经** accessory nerve　在胸锁乳突肌后缘上、中 1/3 交界处进入枕三角，此处有枕小神经钩绕，是确定副神经的标志。在三角内，副神经向后下斜过三角中部，在斜方肌前缘中、下 1/3 交界处进入该肌。

（2）**颈丛和臂丛分支**　颈丛皮支在胸锁乳突肌后缘中点处穿颈筋膜浅层，分布于头、颈、胸前上部及肩上部皮肤。臂丛分支有肩胛背神经，支配菱形肌，肩胛上神经支配冈上、下肌，还有胸长神经支配前锯肌。

（八）锁骨上三角

1. 境界

锁骨上三角 supraclavicular triangle 又称**肩胛舌骨肌锁骨三角** omoclavicular triangle，位于锁骨中 1/3 上方，在体表有明显凹陷，故又称为**锁骨上大窝** greater supraclavicular fossa。前界为胸锁乳头肌后缘，上界为肩胛舌骨肌下腹，下界为锁骨上缘。

2. 内容

（1）**锁骨下静脉** subclavian vein 和**静脉角** venous angle　在该三角内位于锁骨下动脉第 3 段的前下方，在前斜角肌内侧锁骨下静脉与颈内静脉汇合处为静脉角。

（2）**锁骨下动脉** subclavian artery　位于三角内的是锁骨下动脉第 3 段，经斜角肌间隙进入三角并行向腋窝，在第 1 肋外缘移行为腋动脉。

（3）**臂丛** branchial plexus　由 C_5~C_8 脊神经前支和 T_1 脊神经前支大部分组成，经斜角肌间隙，锁骨下动脉后上方进入本三角。在锁骨中点上方为锁骨上臂丛神经阻滞麻醉区。被覆在前斜角肌表面的椎前筋膜向外侧包被锁骨下动脉和臂丛，向外下续于腋鞘。

第三节　解剖操作指导

一、尸位及切口

（一）尸位

1. 尸位

尸体呈仰卧位，肩背部垫高，使头部尽量后仰，充分暴露颈部。

2. 摸认体表标志

颈静脉切迹、下颌骨下缘、下颌角、乳突、甲状软骨、锁骨和肩峰。

（二）皮肤切口

参照图 1 做如下切口：

1. 沿颈前部正中线，自下颌骨下缘中点向下至胸骨颈静脉切迹中点。

2. 由下颌骨下缘中点，向两侧沿下颌骨下缘及下颌支后缘，经耳垂根部，向后至乳突根部。

3. 自胸骨颈静脉切迹中点，经胸锁关节，沿锁骨上缘向外侧至肩峰。

4. 自颈前正中线将皮片剥离，翻向两侧，直至斜方肌前缘处。因颈部皮肤较薄，切口宜浅，且剥离皮肤时应将刀刃紧贴皮肤，以免伤及深部结构。

二、层次解剖

（一）解剖浅层结构

1. 解剖颈阔肌

该肌为皮肌，位于浅筋膜内。观察颈阔肌的分布范围、纤维走向和起止。沿锁骨切断该肌，向上翻起，至下颌骨下缘。注意保留深面的浅静脉和皮神经，勿一起翻起。

2. 解剖颈外静脉

自下颌角后方，沿胸锁乳突肌表面解剖出颈外静脉，向下追踪至其下端在锁骨上大窝穿入深筋膜处。该静脉两侧有颈外侧浅淋巴结，观察后清除之。

3. 解剖颈前静脉

在颈前正中线两侧的浅筋膜内自上向下解剖出颈前静脉，并追踪至其穿入深筋膜处。此静脉附近有颈前浅淋巴结群，观察后清除之。

4. 解剖颈浅淋巴结

在颈前静脉附近寻找颈前浅淋巴结，在颈外静脉附近寻找颈外侧浅淋巴结，观察后清除之。

5. 解剖颈丛皮支

在胸锁乳突肌后缘中点附近的浅筋膜内，向内侧寻找和追踪颈横神经，该神经越胸锁乳突肌浅面横行至颈前区；向上寻找耳大神经和枕小神经，耳大神经沿胸锁乳突肌上行至耳郭附近，枕小神经细小，沿循胸锁乳突肌后缘上行至枕部；锁骨上神经向颈部外下行，分为 3

支，分布于颈外侧、胸上部及肩部皮肤。

6. 解剖面神经颈支

在下颌角稍下方寻找进入颈阔肌的面神经颈支。

（二）解剖深层结构

1. 清除及暴露

清除浅筋膜保留浅静脉和皮神经，清除所有浅筋膜。暴露颈深筋膜浅层。

2. 观察颈深筋膜浅层即封套筋膜

该筋膜类似"脖套"，包被全颈部，并包绕胸锁乳突肌和斜方肌，形成该两肌的鞘；在下颌下三角内，该筋膜形成下颌下腺鞘。

3. 解剖颈前静脉弓

自胸骨颈静脉切迹上缘中点向上纵行切开封套筋膜，显露胸骨上间隙。在该间隙内，寻找颈前静脉弓，该静脉弓连接双侧颈前静脉。注意该间隙内尚有淋巴结和少量脂肪组织。

4. 解剖胸锁乳突肌

沿胸锁乳突肌前缘稍后方纵行切开封套筋膜，剥离至该肌后缘，显露胸锁乳突肌。观察该肌在胸骨柄和锁骨胸骨端上的起点，该肌的止点位于乳突。自起点切断该肌，翻向后上方。注意支配此肌的副神经和颈外动脉分支在此肌上1/3深面进入该肌。

5. 解剖舌骨下肌群和颈袢

剥除舌骨以下的颈筋膜浅层，修洁舌骨下肌群，分离和观察各肌的起止点，于各肌的外缘处寻认支配它们的神经，循这些神经逆行追踪至颈袢，向上分别游离颈袢的上根和下根。可见除甲状舌骨肌直接由舌下神经分支支配外，舌骨下肌群的神经均来自颈袢。颈袢由上、下两根在肩胛舌骨肌中间腱上缘处合成，此处适平环状软骨弓。

6. 寻找颈外侧深淋巴结

沿颈动脉鞘寻找颈外侧淋巴结，该淋巴结可被肩胛舌骨肌中间腱分为上、下两群，即颈外侧上深淋巴结和颈外侧下深淋巴结。观察后清除之。

7. 解剖颈动脉鞘

纵行切开颈动脉鞘，辨认颈内静脉、颈总动脉和颈内动脉。分离颈内静脉的属支甲状腺上、中静脉，面静脉和舌静脉，分别切除之。将颈总动脉和颈内静脉牵向两侧，寻找位于二者之间后方的迷走神经，向上、下游离迷走神经，尝试找出迷走神经的心支。向上探查颈总动脉，可见该动脉约在甲状软骨上缘处分为颈内动脉和颈外动脉，颈内动脉上行至颅底，穿颈动脉管进入颅腔；颈外动脉初在颈内动脉的前内侧，后转至其外侧，上行至下颌支后内侧的下颌后窝。在分叉处，观察颈总动脉末端和颈内动脉起始处管壁膨大的颈动脉窦；在颈内、外动脉分叉处后方，寻找颈动脉小球。

（三）解剖颈前区

1. 观察

将切断的胸锁乳突肌复原，观察颈前区的三角，包括舌骨上区的下颌下三角和颏下三角，舌骨下区的颈动脉三角和肌三角。

2. 解剖颏下三角

清除颏下的颈深筋膜浅层，寻找颏下淋巴结，清除之。观察颏下三角的境界。该三角由两侧二腹肌前腹和舌骨体围成，三角深面为下颌舌骨肌，两侧下颌舌骨肌在正中线愈合。沿中线切开下颌舌骨肌，观察其深面的颏舌骨肌。

3. 解剖下颌下三角

清除舌骨上区的颈筋膜浅层，暴露下颌下腺、二腹肌和茎突舌骨肌，辨认下颌下三角的境界。在下颌下腺浅面和下颌骨下缘之间，寻找下颌下淋巴结。在下颌下腺表面找出面静脉，在腺体深面找出面动脉，追踪其至咬肌前缘与下颌骨下缘交汇处。将下颌下腺翻向上，寻找并切断二腹肌前腹在下颌骨上的起点，将该肌腹翻向下外，显露下颌下三角深面的下颌舌骨肌，沿正中线和舌骨体切断该肌的附着点，翻向上，暴露舌骨舌肌，在该肌表面寻找舌下神经。在舌骨大角与舌下神经之间，寻找舌动脉，并追踪至其潜入舌骨舌肌深面处。在下颌下腺深部前缘，舌骨舌肌表面，寻找下颌下腺管，并尝试寻找舌神经及其下方的下颌下神经节。

4. 解剖颈动脉三角

观察颈动脉三角的境界，确认此三角由胸锁乳突肌上份前缘、二腹肌后腹和肩胛舌骨肌上腹围成。

（1）解剖颈外动脉在三角内的分支　在颈外动脉起点处寻找甲状腺上动脉，该动脉由颈外动脉内侧壁发出，追踪甲状腺上动脉至甲状腺侧叶上端，于舌骨和甲状软骨上缘之间寻找该动脉发出的喉上动脉；在甲状腺动脉起点上方，依次寻找舌动脉和面动脉的起始处，向前追踪这两条动脉至其潜入二腹肌深面为止。此两条动脉常以共干的形式发自颈外动脉前壁，注意辨别。

（2）解剖舌下神经　辨认并修洁二腹肌后腹，将其向上牵起。于颈内、外动脉的浅面解剖出横行于二腹肌后腹下缘深面的舌下神经，该神经由后向前走行，经由二腹肌后腹深面进入下颌下三角。

（3）寻找枕动脉及咽升动脉　于平下颌角水平，尝试寻找由颈外动脉后壁发出的枕动脉，该动脉向后越过颈内动脉行向枕部。于颈外动脉根部附近，尝试找出向上内走行的细小咽升动脉。

5. 解剖肌三角

辨认肌三角的境界，确认该三角由颈前正中线、胸锁乳突肌下份前缘和肩胛舌骨肌上腹围成。

（1）清除及修洁　清除舌骨下肌群的筋膜，在胸骨柄上缘切断胸骨舌骨肌，向上翻转至舌骨；修洁胸骨甲状肌，于下端切断该肌，向上翻转至甲状软骨。

（2）观察甲状腺　观察甲状腺左、右侧叶的形状及上、下极的位置，在气管颈部前方找到甲状腺峡部，确认他们与气管和喉的关系；观察在峡部的上方是否有锥状叶。

（3）观察颈深筋膜中层（气管前筋膜）和甲状腺的被膜　观察气管前筋膜包裹甲状腺形成的甲状腺鞘，即甲状腺假被膜。纵行切开甲状腺鞘，观察被覆于甲状腺实质表面的纤维囊，即甲状腺真被膜，注意该被膜极薄，需谨慎观察；用钝头探针或刀柄伸入真、假被膜之间，确认囊鞘间隙的存在。将甲状腺侧叶牵向前内侧，观察在腺侧叶后面，由假被膜增厚且附于喉软骨和上位气管软骨上的甲状腺悬韧带。该韧带将甲状腺固定于喉与气管，因而甲状腺可随吞咽动做上下移动。

（4）解剖甲状腺上血管和喉上神经　在甲状腺侧叶上极附近，找出甲状腺上动、静脉，逆行追踪甲状腺上动脉至其自颈外动脉发出处。确认甲状腺上动脉发出的喉上动脉，找出与之伴行的喉上神经内支，追踪至其穿入甲状舌骨膜处。在甲状腺上动脉的后方，寻找与之伴行的喉上神经外支，该神经细小而不易分辨；追踪神经至其进入环甲肌处；观察甲状腺动脉和喉上神经外支的伴行情况。追踪甲状腺上静脉至其进入颈内静脉处，观察后可切断之。

（5）解剖甲状腺中静脉 在甲状腺侧叶外侧缘的中部，寻找甲状腺中静脉，追踪至颈内静脉处，观察后可切断之。

（6）解剖甲状腺下动脉和喉返神经 将甲状腺侧叶翻向内侧，显露侧叶后面，在甲状腺下极附近寻找和追踪由甲状颈干发出的甲状腺下动脉，在食管与气管颈部之间的旁沟内寻找上行的喉返神经，追踪至其进入喉处。观察甲状腺下动脉与喉返神经的交叉关系，并注意观察喉返神经与甲状腺悬韧带的关系，常见喉返神经走在甲状腺悬韧带的后方，有时还穿行韧带。

（7）解剖甲状腺最下动脉和甲状腺下静脉 在甲状腺峡部下方的气管前间隙内，寻找甲状腺最下动脉，该动脉出现率约为10%。在气管前方寻找甲状腺下静脉，并观察由此静脉的属支在气管前面吻合形成的甲状腺奇静脉丛。

（8）寻找甲状旁腺 清除甲状腺假被膜，在甲状腺侧叶后面的结缔组织中寻找上、下甲状旁腺。有时该腺体位于甲状腺实质内。

（9）观察气管颈部和食管颈部 在标本上回顾气管前面的层次，观察气管前间隙和咽喉间隙的位置，确认气管和食管颈部的位置及其与周围诸结构之间的毗邻关系。

（四）解剖胸锁乳突肌区

1. 胸锁乳突肌区相当于该肌所在的位置。在前面的解剖步骤中，我们已经解剖和观察了位于该区的颈动脉鞘及其内容。在此主要解剖和观察位于该区的椎动脉三角及前斜角肌周围的结构。

2. 为操作和观察方便，离断胸锁关节，从锁骨内、中1/3交界处（斜方肌附着点内侧）截断锁骨，将离断的锁骨摘除。

3. 观察左、右静脉角，确认静脉角为颈内静脉和锁骨下静脉的汇合处。

4. 解剖胸导管和右淋巴导管

于左侧静脉角附近寻找胸导管。胸导管为半透明的管道，位于颈动脉鞘的深面，椎动脉的前方，自食管后外侧向上行，走向前外方，注入静脉角或静脉角附近的其他静脉。在右静脉角附近寻找右淋巴导管，其长度较短，仅约1cm。

5. 解剖锁骨上淋巴结

清除肩胛舌骨肌下腹以下的颈深筋膜浅层，可见筋膜深面有大量脂肪组织，在脂肪组织中可找到沿颈横血管排列的锁骨上淋巴结，其中位于左静脉角的淋巴结又称为 Virchow 淋巴结。观察后，将脂肪组织和淋巴结一并清除。

6. 解剖膈神经

观察椎前筋膜，辨识前斜角肌及该肌在第1肋上面的附着点。透过椎前筋膜可见行于前斜角肌表面的膈神经，纵行切开椎前筋膜，向下追踪膈神经至其进入胸腔处，待解剖胸部时再继续追踪。

7. 解剖迷走神经及喉返神经

在右侧，于颈总动脉和颈内静脉之间的后方向下游离迷走神经，观察其行经锁骨下动前方和锁骨下静脉后方进入胸腔的情况。向外牵拉神经干，在锁骨下动脉下缘找到右喉返神经，观察追踪其走行，该神经依次绕经锁骨下动脉的下缘和后面，然后在气管和食管之间的沟内上行。在左侧，向下追踪迷走神经，至其经颈总动脉与锁骨下动脉之间进入胸腔处。留待解剖胸部时再寻找左喉返神经。

8. 解剖甲状颈干

在前斜角肌内侧寻找并游离纵行的甲状颈干，向下追踪至其由锁骨下动脉第 1 段发出处，并追踪其发出的甲状腺下动脉、肩胛上动脉和颈横动脉。

9. 解剖椎动脉

辨认椎动脉三角的境界，确认该三角的外侧为前斜角肌、内侧为颈长肌，下界为锁骨下动脉第 1 段，尖为第 6 颈椎横突前结节。将锁骨下动脉轻轻向下牵拉，在甲状颈干起始处内侧深面寻找并游离椎动脉，该动脉发自锁骨下动脉上壁，向上穿经第 6 至第 1 颈椎横突孔，经枕骨大孔入颅。

10. 解剖胸廓内动脉

向上牵拉锁骨下动脉，寻找发自动脉下壁的胸廓内动脉起始端。

11. 解剖颈交感干

将颈总动脉牵向外侧，将气管和食管牵向外侧。纵行切开椎前筋膜并向两侧剥离，在椎体两侧，椎前肌浅面，寻找纵行的颈交感干。沿交感干向上找出颈上神经节，在第 6 颈椎横突平面找出颈中神经节，在第 1 肋颈前方找出颈下神经节，此结常与第 1 胸神经节融合成星状神经节，又称颈胸神经节。

（五）解剖颈外侧区

1. 检查颈外侧区的境界

将锁骨放回原处，并将胸锁乳突肌复位，确认该区的前界为胸锁乳突肌后缘，后界为斜方肌前缘，下界为锁骨中 1/3，肩胛舌骨肌下腹将此区分为上部的枕三角和下部的锁骨上三角。

2. 解剖副神经

沿胸锁乳突肌后缘上、中 1/3 交界处至斜方肌前缘中、下 1/3 交界处的连线切开颈深筋膜浅层，在筋膜的深面寻找副神经，分离并观察沿副神经排列的副神经淋巴结。

3. 解剖颈丛

清除颈外侧区的颈深筋膜浅层，将颈内静脉和颈总动脉牵向内侧，辨认颈丛各根及其分支，追踪颈丛发出的膈神经经前斜角肌表面下行的情况。

4. 解剖臂丛

在锁骨上方，切开椎前筋膜并向上、下剥离，在前、中斜角肌之间（亦称斜角肌间隙）解剖组成臂丛的 5 个脊神经前支，观察其分支组合形成干、股、束的情况，观察臂丛经锁骨后方进入腋窝的情况。寻找并追踪臂丛在锁骨以上发出的肩胛上神经、肩胛背神经和胸长神经。

5. 观察颈外侧区的肌肉

清理深筋膜，观察中斜角肌、后斜角肌、肩胛提肌和夹肌。

（六）解剖颈根部

1. 观察胸膜顶及其表面的胸膜上膜

将切除的锁骨放回原位，观察胸膜顶与锁骨、锁骨下动脉、前斜角肌等诸结构之间的毗邻关系，确认胸膜上膜的存在。

2. 解剖锁骨下静脉

在前斜角肌下端附着点前方找到锁骨下静脉，确认其由腋静脉在第 1 肋外侧缘延续而来，观察其与颈内静脉合成的头臂静脉和静脉角，进一步观察注入锁骨下静脉的静脉，及胸导管和右淋巴导管注入静脉角的情况。

3. 解剖锁骨下动脉

在前斜角肌内侧、后方、和外侧分别暴露和修洁锁骨下动脉的第 1、2、3 段。观察第 1 段分出的甲状颈干、椎动脉、胸廓内动脉及肋颈干。观察锁骨下动脉与周围诸结构之间的位置关系，观察锁骨下动脉第 3 段在第 1 肋外缘处移行为腋动脉的情况。

4. 解剖和观察迷走神经

在颈内静脉和颈总动脉之间追踪迷走神经，右侧者经颈内静脉和锁骨下动脉第 1 段前方进入胸腔；左侧者经颈总动脉和左锁骨下动脉之间进入胸腔。

第四节　临床病例

病例 1

患者，女，65 岁，颈部有一直径约 3cm 大小的肿块，有时感觉疼痛。患者 6 年前就发觉了肿块，因为生长缓慢，没有就医，近 1 年感觉肿块生长速度加快。体检显示甲状腺右侧有一肿块，随吞咽上下移动。B 超检查显示甲状腺右叶有 2 ~ 3 个囊性结节，边界清楚。治疗行甲状腺次全切除术。

临床诊断：甲状腺右叶良性结节。

临床解剖学问题：

1. 什么是甲状腺次全切除术？

2. 为什么甲状腺肿块随吞咽上下移动？

3. 甲状腺次全切除术中应注意避免损伤哪些结构？为什么？

病例 2

患者，男，69 岁，头部受伤，昏迷不醒，血压 75/130mmHg，心率为 80 次/分，血气分析提示氧饱和度异常，为低动脉血氧分压状态。送院后医生检查认为需要紧急行气管切开术，以确保气道顺畅。

临床诊断：头外伤致昏迷。

临床解剖学问题：

1. 在何处做气管切开？

2. 解释气管切开术的切口层次。

3. 气管切开术可能损伤什么结构？如何避免？

病例 3

患者，男，35 岁，在锁骨上臂丛阻滞麻醉下，行肱骨干骨折切开内固定术。术后患者感到胸痛、胸闷和呼吸困难，并有刺激性咳嗽。

临床解剖学问题：

1. 可能损伤了哪个结构？
2. 简述锁骨上臂丛阻滞麻醉的解剖结构基础及应注意的事项。

病例 4

患者，女，45 岁，行左颈外侧淋巴结活检手术后，患者出现左肩关节上抬及外展功能障碍，耸肩受限。数月后检查发现，左侧肩较右侧低平，肩胛骨均远离中线，斜方肌萎缩。

临床解剖学问题：

1. 活检手术摘除了哪群淋巴结？
2. 活检手术时可能损伤了哪条神经？
3. 为什么会出现斜方肌萎缩？

第五节　临床病例问题分析答案

病例 1 答案

1. 甲状腺次全切除术是指切除甲状腺一个侧叶大部分的手术。通常保留该叶的后部，以免去除甲状旁腺。

2. 颈深筋膜中层包被甲状腺形成假被膜，称甲状腺鞘。甲状腺实质外面包被真被膜，即纤维囊，二者之间形成的间隙为囊鞘间隙，有疏松结缔组织、血管、神经和甲状旁腺。甲状腺两侧叶内侧和峡部后面，假被膜增厚并与甲状软骨、环状软骨及气管软骨环的软骨膜相连，形成甲状腺悬韧带，使甲状腺附着于喉与气管。因此，当吞咽时随着舌骨上群和舌骨下群肌肉上提和降低喉部，甲状腺可随喉上下移动，增大的甲状腺移动更明显。

3. 甲状腺次全切除术中应注意避免损伤的结构：

（1）甲状旁腺　甲状旁腺位于甲状腺侧叶的后表面，保留侧叶的后部可避免切除甲状旁腺。甲状旁腺分泌甲状旁腺素，主要作用是调节体内钙和磷的代谢。在甲状旁腺素和降钙素的共同调节下，维持机体血钙的稳定。切除甲状旁腺会引起患者血钙下降，出现手足抽搐。

（2）甲状腺上动脉和喉上神经　甲状腺上动脉与喉上神经的外支伴行，喉上动脉与喉上神经的内支伴行。甲状腺次全切除术结扎甲状腺上动脉时，应紧贴甲状腺上级进行，以免损伤外支致声音低顿，或损伤内支致呛咳。

（3）甲状腺下动脉和喉返神经　喉返神经是迷走神经的分支，其运动纤维支配除环甲肌以外的所有喉肌，感觉纤维分布于声门裂以下的喉黏膜。右喉返神经是右迷走神经勾绕右锁骨下动脉返回颈部，左喉返神经向后勾绕主动脉弓返回颈部。左喉返神经位于甲状腺动的后方，右喉返神经位于甲状腺动脉的前方或动脉分支之间。由于喉返神经通常行经甲状腺鞘外，多在甲状腺侧叶的后方与甲状腺下动脉及其分支有复杂的交叉关系。因此，行甲状腺次全切除术结扎甲状腺下动脉时，应远离甲状腺，以免损伤喉返神经而致声音嘶哑。

病例 2 答案

1. 临床上气管切开术是在气管颈部的前壁做一切口，插入气管套管另建呼吸道，是解除严重喉梗阻的治疗方法。目前临床上主张切开第 2、3 气管软骨环。

2. 手术时，自环状软骨向下至胸骨上窝之间，气管切开术需要沿颈前区前正中线做垂直切口，依次切开皮肤、浅筋膜和颈深筋膜浅层，分离舌骨下群肌肉，暴露气管颈部，切开第 2、3 气管软骨，插入气管套管，建立新的呼吸道。

3. 手术中应注意避免损伤胸骨上间隙内的颈静脉弓，避免损伤颈部大血管和喉返神经等。幼儿应避免损伤胸腺和头臂静脉。手术切口多采用直切口，自甲状软骨下缘至接近胸骨上窝处，沿颈前正中线切开皮肤和皮下组织。手术过程中，两侧用力应均匀，使手术野始终保持在中线，并经常以手指探查环状软骨及气管是否保持在正中位置以免损伤颈部侧面的大血管及神经。气管前筋膜、胸骨上窝和气管旁组织不需过多分离，以免损伤颈静脉弓及大血管。幼儿气管切开时，因其胸腺及左头臂静脉往往高出胸骨颈静脉切迹，所以在术中暴露气管时，不应过于向下分离，以免损伤胸腺及头臂静脉。

病例 3 答案

1. 可能损伤了胸膜顶，从而导致了肺损伤和气胸的发生。胸膜顶是覆盖肺尖部的壁胸膜，突入颈根部，高出锁骨内 1/3 上缘 2~3cm，并与颈根部的诸多重要结构相毗邻。因此，在锁骨上方穿刺易损伤胸膜顶，从而导致胸膜腔密闭性破坏，引起气胸。

2. 臂丛由第 5~8 颈神经前支和第 1 胸神经前支的大部分纤维组成，经斜角肌间隙，锁骨下动脉后方进入锁骨上三角，并斜向外下走行，经锁骨中份的后下方进入腋窝。臂丛在锁骨中点上方比较集中，且位置较表浅，因此，臂丛阻滞麻醉常在此处进行，即锁骨上径路。此处臂丛与锁骨下动脉和胸膜顶关系密切，穿刺时有可能刺破胸膜顶或血管，引起气胸或出血等并发症。因此，操作者应熟悉此处的局部结构，严格按规程操作，特别应注意在距锁骨中点上缘 4cm 处进针，以免损伤胸膜顶。

病例 4 答案

1. 活检手术摘除的是副神经淋巴结，该淋巴结位于枕三角内，此处为淋巴结炎症、结核和肿瘤的多发部位。该淋巴结收纳耳后的淋巴，其输出管注入颈外侧下深淋巴结或直接注入颈干。

2. 活检手术可能损伤的是副神经。副神经自颈静脉孔出颅后，沿颈内静脉前外侧下行，在胸锁乳突肌上部穿入该肌，并支配该肌，其主干在胸锁乳突肌后缘上、中 1/3 交界处进入枕三角，沿肩胛提肌表面向外下方斜行。此段副神经位置表浅，紧贴颈筋膜浅层，其周围分布的淋巴结即为副神经淋巴结。由于淋巴结位于副神经的深面，故在该部位摘除淋巴结时，应首先显露副神经，再切除淋巴结，以免损伤副神经。

3. 副神经损伤后，斜方肌瘫痪。副神经经斜方肌前缘中、下 1/3 交界处离开枕三角，进入该肌深面，并支配该肌。斜方肌的作用是使肩胛骨向脊柱靠拢，上部肌束可上提肩胛骨。该肌瘫痪后，可出现肌肉萎缩及功能障碍，产生"塌肩"。

（肖新莉　陈新林）

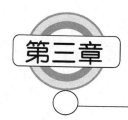

第三章　胸　部

第一节　学习目标

一、掌握

1. 女性乳房的位置、淋巴引流及血供。
2. 肋间隙的构成及其内容。
3. 胸膜的分部、胸膜腔、胸膜隐窝的构成及其临床意义。
4. 纵隔的概念、境界和分区。
5. 上纵隔内器官的结构层次及相互毗邻关系。
6. 主动脉弓三大分支的毗邻关系。
7. 动脉导管三角，食管上、下三角的境界和内容。
8. 食管胸段的毗邻关系。
9. 肺根的构成及各结构排列关系。
10. 心包斜窦、横窦及前下窦的位置及其临床意义。

二、熟悉

1. 胸部的体表标志和标志线。
2. 气管、主支气管的位置和形态结构。
3. 肺叶及肺段的临床划分。
4. 胸膜的体表投影，肺的体表投影。
5. 纵隔左、右侧面观。
6. 纵隔各部的脏器配布和毗邻关系。
7. 膈的裂隙和薄弱区。

三、了解

1. 胸部的境界与区分。
2. 胸部皮肤、浅血管和皮神经等浅层结构。
3. 胸壁深筋膜及胸前肌与背部肌的配布。
4. 胸内筋膜的配布，胸廓内动脉的行程及其临床意义。
5. 心脏的体表投影及其临床意义。

6. 奇静脉、半奇静脉的行程及其与食管静脉的关系。

7. 膈的位置和分部。

8. 膈的血管、淋巴引流和神经支配。

第二节　学习要点

一、胸壁

（一）浅层结构

1. 皮肤

此区皮肤薄、活动度较大、面积大，颜色和质地与面部相似，可用于颜面部创伤修复植皮。

2. 浅筋膜

此区浅筋膜与颈部、腹部和上肢浅筋膜相延续，内含脂肪、浅血管、皮神经、淋巴管和乳腺。

（1）浅血管　由浅动脉和浅静脉组成（表3-1）。

表3-1　胸前外侧壁浅血管

	名称	来源（动脉）回流（静脉）	分布（动脉）收容范围（静脉）
动脉	胸廓内动脉穿支	胸廓内动脉	胸前区内侧部，女性乳房（1~4穿支）
	肋间后动脉分支	肋间后动脉	胸前外侧区皮肤、肌及乳房
静脉	胸廓内静脉穿支	胸廓内静脉	同动脉
	肋间后静脉属支	肋间后静脉	同动脉
	胸腹壁静脉	胸外侧静脉	腹前外侧壁上部、胸前外侧区

（2）皮神经及其分布　见表3-2。

表3-2　胸前外侧区皮神经分布

名称	分布
锁骨上神经	胸前区上部和肩区皮肤
肋间神经外侧皮支	胸外侧区和胸前区外侧部皮肤
肋间神经前皮支	胸前区内侧部皮肤

3. 乳房

（1）乳房的构造

1）皮肤：较薄，活动度大。乳头周围的皮肤色深，形成乳晕，其深面有乳晕腺，可分泌脂性物质润滑乳头；此区域皮肤更薄，易受损而感染。

2）脂肪：位于皮下和乳腺叶周围（形成脂肪囊）。

3）乳腺：被结缔组织分隔成 15~20 个乳腺叶，每一腺叶有一个**输乳管** lactiferous duct，以乳头为中心呈放射状排列，末端开口于乳头的输乳孔。

4）结缔组织：内有许多纤维束，分割乳腺成乳腺叶，两端分别连于皮肤和胸肌筋膜，称**乳房悬韧带** suspensory ligament of breast 或 Cooper 韧带。

（2）乳房的形态、位置和血供

1）形态和位置：半球形，位于第 2~6 肋高度，胸肌筋膜表面，胸骨旁线和腋中线之间。乳房与胸肌筋膜间的间隙称**乳房后间隙** retromammary space。

2）血供：动脉主要来源于胸外侧动脉（占 68%）、胸廓内动脉的穿支（占 30%）及肋间后动脉。同名伴行静脉汇入胸廓内静脉、腋静脉和肋间后静脉。

（3）乳房的淋巴引流　乳房的淋巴主要引流至腋淋巴结，部分引流至胸骨旁淋巴结、胸肌间淋巴结和膈淋巴结，归纳如下：

外侧部和中央部淋巴：注入腋淋巴结前群（胸肌淋巴结），为乳房淋巴回流的主要途径。

上部淋巴：注入腋淋巴结尖群和锁骨上淋巴结。

内侧部淋巴：注入胸骨旁淋巴结，并与对侧相交通。

内下部淋巴：注入膈上淋巴结，并与腹前壁上部及膈下淋巴相交通，进而间接地与肝的淋巴交通。

深部淋巴：注入胸肌间淋巴结（Rotter 结）或腋淋巴结尖群。

（二）深层结构

1. 深筋膜

深筋膜分为浅、深两层。

浅层：覆盖于胸大肌表面，上附于锁骨，内附于胸骨，下后分别与腹部及背部的深筋膜相延续。

深层：位于胸大肌深面，上附于锁骨，包裹锁骨下肌和胸小肌，并覆盖于前锯肌表面。其中位于喙突、锁骨下肌和胸小肌上缘的部分称**锁胸筋膜** clavipectoral fascia。

2. 肌层

肌层由浅至深分为三层：第一层为**胸大肌** pectoralis major、腹直肌和腹外斜肌上部，第二层为锁骨下肌、**胸小肌** pectoralis minor 和前锯肌，第三层为肋间肌。

3. 肋间隙

相邻两肋之间的间隙称**肋间隙** intercostal space，间隙内有肋间肌、肋间血管和神经等。

（1）肋间肌　由浅入深依次为**肋间外肌** intercostales externi、**肋间内肌** intercostales interni 和**肋间最内肌** intercostales intimi。肋间外肌在肋骨前端续为肋间外膜。肋间内肌向后于肋角处续为肋间内膜。肋间最内肌仅位于肋间隙中 1/3 部。

（2）肋间血管和神经

1）肋间血管：动脉有来自肋颈干分布于第 1、2 肋间隙的**肋间最上动脉** supreme intercostal artery、发自胸主动脉分布于 3~11 肋间的**肋间后动脉** posterior intercostal arteries 及行于第 12 肋下方的**肋下动脉** subcostal artery。静脉与动脉伴行同名，向前与胸廓内静脉交通，向后右侧注入奇静脉，左侧注入半奇静脉和副半奇静脉。

2）肋间神经：由分布于第 1～11 肋间的**肋间神经** intercostal nerve 和第 12 肋下方的**肋下神经** subcostal nerve 组成。肋间神经越过肋角后分为上、下支，分别沿上位肋骨的肋沟和下位肋骨上缘前行；于近腋前线处发出外侧皮支，第 2 肋间神经外侧皮支跨腋窝分布于臂内侧皮肤，被称为**肋间臂神经** intercostobrachial nerve。主干至胸骨外侧约 1cm 处浅出形成前皮支。

3）肋间隙内肋间血管和神经的排列：肋间血管和神经伴行分布。肋角之后，肋间血管和神经位于肋间内膜和胸内筋膜之间，血管和神经的排列关系不恒定；肋角之前，肋间血管和神经位于肋间内肌和肋间最内肌之间，上支和下支分别沿上位肋骨的肋沟和下位肋骨上缘前行，在肋沟内血管、神经排列由上而下依次为肋间后静脉、肋间后动脉、肋间神经；在肋骨上缘血管、神经排列由上而下为肋间神经、肋间后动脉、肋间后静脉。

4. 胸横肌与胸内筋膜

胸横肌为呼气肌，是腹横肌的延续，居胸廓内面。**胸内筋膜** endothoracic 为衬于胸廓内面的致密结缔组织，与壁胸膜之间有疏松结缔组织相隔。

二、胸膜与胸膜腔

（一）胸膜的分部

胸膜
- 壁胸膜 parietal pleura
  - 肋胸膜 costal pleura（衬于肋骨、肋间隙及胸内筋膜内面）
  - 膈胸膜 diaphragmatic pleura（衬于膈的上面）
  - 纵隔胸膜 mediastinal pleura（衬于纵隔侧面）
  - 胸膜顶 cupula of pleura（肋胸膜和纵隔胸膜向上的延续，高出锁骨内侧 1/3 上方 2～3cm）
- 脏胸膜 visceral pleura（覆盖于肺表面）

（二）胸膜腔及胸膜隐窝

1. 胸膜腔 pleural cavity

胸膜腔为脏胸膜与壁胸膜之间形成的潜在性间隙，左右各一，互不相通，内为负压，含有少量浆液。

2. 胸膜隐窝 pleural recess

某些部位壁胸膜相互反折形成的潜在性隐窝。

（1）**肋膈隐窝** costodiaphragmatic recess　肋胸膜与膈胸膜转折形成的半环形隐窝，是胸膜腔的最低点，胸膜腔积液会首先积聚于此。

（2）**肋纵隔隐窝** costomediastinal recess　肋胸膜与纵隔胸膜转折形成的隐窝。

（三）壁胸膜反折线的体表投影

肋胸膜与膈胸膜的反折线为胸膜下界，肋胸膜与纵隔胸膜前缘的反折线为胸膜前界。此二界具有重要的临床意义。

1. 胸膜前界

双侧胸膜前界均起自锁骨内侧 1/3 上方 2～3cm 处，向内下经胸锁关节后方至第 2 胸肋关节高度双侧靠拢，于前正中线略外侧垂直下行至第 4 胸肋关节高度后左右前界开始分离。左侧斜向外下至第 6 肋软骨中点处移行为下界，右侧继续垂直下行至第 6 胸肋关节处移行为下界。双侧胸膜前界在第 2 胸肋关节之上和第 4 胸肋关节之下分开，分别形成胸腺三角和心包三角。

2. 胸膜下界

右侧起自第 6 胸肋关节；左侧起自第 6 肋软骨中点，均斜向外后下，于锁骨中线、腋中线和肩胛线上分别与第 8、10 和 11 肋相交，在后正中线平对第 12 胸椎棘突。右侧下界较左侧略高。

三、膈

（一）位置和分部

1. 位置

膈 diaphragm 是位于胸、腹腔之间的穹隆形扁肌，凸向上，构成胸腔之底，腹腔之顶。

2. 分部

膈由中央部和周围部两部构成。中央部为腱膜，称**中心腱** central tendon；周围部为肌纤维，根据肌纤维起始部位被分为胸骨部、肋部和腰部三部。

（二）裂隙和薄弱区

1. 裂隙

主动脉、食管和下腔静脉穿过膈跨越胸、腹腔，在膈上分别形成**主动脉裂孔** aortic hiatus、**食管裂孔** esophageal hiatus 和**腔静脉孔** vena caval foramen。其中主动脉裂孔尚有胸导管通过，食管裂孔尚有迷走神经前、后干通过。

2. 薄弱区

薄弱区位于膈周围各部之间。前有位于胸骨部与肋部之间的**胸肋三角** sternocostal triangle，后外有位于腰部和肋部之间的**腰肋三角** lumbocostal triangle。

四、肺门

（一）位置及结构

第一肺门位于双肺纵隔面中部，有主支气管，肺动、静脉，支气管动、静脉，淋巴和神经等出入。通常所说的肺门专指第一肺门。双肺各肺叶的支气管和血管等结构出入肺叶的部位，被称为第二肺门。

（二）肺门结构位置关系

出入肺门 hilum of lung 主要结构的位置关系见表 3 - 3。

表 3 - 3　肺门结构排列关系

	左肺门	右肺门
由前向后	上肺静脉、肺动脉、主支气管和下肺静脉	同左侧
自上而下	肺动脉、主支气管、上、下肺静脉	上叶支气管、肺动脉、中、下叶支气管、下肺静脉

五、纵隔

（一）概述

1. 概念与境界

（1）概念　　**纵隔** mediastinum 是左右两侧纵隔胸膜之间所有器官、结构和组织的总称。

（2）境界

上方：胸廓上口。

下方：膈。

前界：胸骨及两侧肋软骨的一部分。

后界：胸段脊柱。

两侧：纵隔胸膜。

2. 纵隔区分

（1）三分法（系解分法）　　以气管和气管杈的前壁与心包的后壁所形成的冠状面为界，将纵隔分为前、后纵隔，前纵隔又以胸骨角与第 4、5 胸椎间平面分为上、下纵隔。

（2）四分法（局解分法）　　以胸骨角至第 4 胸椎下缘的平面为界，先将其分为上、下纵隔；下纵隔又以心包为界分为三部，心包与胸骨之间为前纵隔，心包和心脏以及出入心脏的大血管根部所占据的区域为中纵隔，心包与脊柱之间的部分为后纵隔。

3. 纵隔的整体观

（1）前面观　　少儿上纵隔内可见发达的胸腺；成人胸腺萎缩，称胸腺剩件；下纵隔能见部分心包。

（2）侧面观　　纵隔的左右侧面观结构不一致。

1）纵隔右侧面观：又称为静脉侧，以右肺根为中心。肺静脉位于肺根前份，主支气管位于肺根后份，二者之间有肺动脉。肺根的前下方是心包隆突。心包隆突向上续连位于肺根上方的上腔静脉，上方还可见右头臂静脉、气管、食管及奇静脉弓；向下续连下腔静脉。肺根的前方有右膈神经及心包膈血管，后方有右迷走神经、奇静脉、食管和右交感干。

2）纵隔左侧面观：又称为动脉侧，以左肺根为中心。中部有左肺根，左肺根内各结构的位置排列与右肺根者相似。肺根前下方为心包隆突，较右侧者大。前方有左膈神经及心包膈血管；后方有胸主动脉、左迷走神经、左交感干及内脏大神经；上方可见主动脉弓及其分支左颈总动脉及左锁骨下动脉。由左锁骨下动脉、主动脉弓和脊柱围成**食管上三角** superior esophageal triangle，内有胸导管和胸段食管上份；由心包、胸主动脉和膈围成**食管下三角** inferior esophageal triangle，内有胸段食管下份。左喉返神经绕主动脉弓向上行位于主动脉弓右后方。

临床要点：由左膈神经、左迷走神经和左肺动脉围成的三角称动脉导管三角，内有动脉导管/动脉韧带、左喉返神经和心浅丛。此动脉导管三角在临床上为手术中寻找动脉导管的标志。

（二）上纵隔

上纵隔 superior mediastinum 的器官和结构由前向后大致可分为三层：前层为胸腺-静脉层，内有胸腺、头臂静脉和上腔静脉；中层为动脉层，内有主动脉弓及其分支、膈神经和迷走神经；后层为管道层，内有气管、食管和左喉返神经等。

（三）下纵隔

下纵隔 inferior mediastinum 分为前、中、后纵隔。

1. 前纵隔 anterior mediastinum

前纵隔内有胸腺或胸腺剩件下部，纵隔前淋巴结和疏松结缔组织。

2. 中纵隔 middle mediastinum

中纵隔内有心包、心、出入心的大血管根部、膈神经和心包膈血管等。

（1）**心脏** heart

1）位置与毗邻：心位于中纵隔的心包内，在膈上居二肺之间；约2/3在中线左侧，1/3在中线右侧。心脏的两侧及前面大部分被肺和胸膜所遮盖，只有前面一小部分与胸骨体下半左侧及左侧第4~5肋软骨相邻接，之间仅隔以心包，故左侧第4肋间隙前端常为心内注射的进针部位。心的后方邻食管、迷走神经和胸主动脉。下方为膈。上方与出入心的血管（主动脉、肺动脉和上腔静脉）相连。

2）外形与结构（详见系统解剖学）：心脏的形状如一倒置的、前后略扁的圆锥体，尖朝左前下方，底朝右后上方。因此，心脏的长轴倾斜，与正中矢状面约呈45°角。心脏的外形可分为一尖、一底、二面、三沟和三缘。

心尖：朝向左前下方，与胸前壁邻近，在左侧第5肋间隙锁骨中线内侧1~2cm处，可看到或扪及心尖搏动。

心底：呈方形，朝向右后上方，有大血管由此出入，与食管等后纵隔器官相邻。

二面 { 胸肋面：朝前上，主要由右心房、右心室构成，小部分为左心耳和左心室。

膈面：朝后下方，在膈的上方，由左、右心室构成。

三缘 { 右缘：较垂直，主要由右心房构成。

左缘：斜行，钝圆，由左心耳和左心室构成。

下缘：近水平，锐，大部由右心室构成。

在下缘心尖右侧有一凹陷，称**心尖切迹** cardiac apical incisure。

三沟 { 冠状沟：近环行横沟，为心房与心室的表面分界标志。

前室间沟：位于胸肋面，由冠状沟下降的纵行浅沟。

后室间沟：位于膈面，由冠状沟下降的纵行浅沟。

前、后室间沟为左、右心室的分界标志。

房室交点：冠状沟与后室间沟的交汇点，是心脏表面的一个重要标志。

（2）**心包** pericardium　是包裹心脏和大血管根部的圆锥形囊。心包可分为纤维性心包和浆膜性心包。

1）**纤维性心包** fibrous pericardium：是结缔组织囊，向上与出入心脏的大血管的外膜相移行，下方与膈的中心腱相连。具有保护和支持心脏的作用，但缺乏伸展性，当心包积液时不能扩展，以致液体压迫心脏，妨碍心脏的正常搏动及静脉回流。

2）**浆膜性心包** serous pericardium：分脏、壁两层。脏层包于心脏的表面，成为心外膜；壁层紧贴于纤维性心包内面。二层在出入心脏的大血管根部相互移行。

3）**心包腔** pericardial cavity：浆膜性心包的脏、壁两层之间所围成的腔隙称心包腔。内含少量液体，有润滑作用，可减少心脏搏动时的摩擦。

心包腔在某些部位扩大形成隐窝，即心包窦。①**心包横窦** transverse sinus of pericarium

位于主动脉、肺动脉与上腔静脉、左心房之间。施行心脏直视手术时，常用长钳通过横窦钳夹升主动脉和肺动脉干以暂时阻断由心脏射出的血液。②**心包斜窦** oblique sinus of pericardium 位于心包后壁与左心房，左、右肺静脉和下腔静脉之间。斜窦较深，往往是心包炎积液之处。③**心包前下窦** anterior inferior sinus of pericardium 位于浆膜性心包壁层的前下部与下部移行处所夹的腔隙。心包前下窦位于心尖，是心包腔最低处，因此在坐位或半卧位时，心包积液多聚积于此处。

3. 后纵隔 posterior mediastinum

后纵隔内容繁多，结构复杂，内有食管、迷走神经、胸主动脉、奇静脉、半奇静脉、副半奇静脉、胸导管、交感干和纵隔后淋巴结等。熟悉食管胸部的解剖是学习后纵隔的关键。

（1）**食管胸部** thoracic part of esophagus 上平胸廓上口接食管颈部，经上纵隔进入后纵隔，穿膈的食管裂孔移行为食管腹部。食管上、下行过程中在冠状面上形成左、右、左弯曲。

食管的毗邻：食管的前方有气管、气管杈、左主支气管，左喉返神经、迷走神经的食管前丛、右肺动脉、膈，并隔心包与左心房及部分左心室毗邻，当左心房肥大时，可向右后方压迫食管；后方有胸导管、奇静脉、半奇静脉、副半奇静脉、胸主动脉和右侧肋间后动脉及迷走神经的食管后丛；食管左侧有主动脉弓、左颈总、左锁骨下动脉、胸主动脉及胸导管上段；右侧有奇静脉上段及奇静脉弓。

食管的血液循环、淋巴回流及神经支配：①食管的动脉来源较多，有胸主动脉发出的**食管动脉** esophageal artery 和来自支气管动脉、肋间后动脉及膈上动脉的分支。**食管静脉** esophageal vein 与动脉伴行，汇入奇静脉、半奇静脉或副半奇静脉。②食管胸部上段的淋巴回流至纵隔前淋巴结和气管支气管淋巴结；下段回流至胃左或纵隔后淋巴结；部分淋巴管直接回流至胸导管。③食管接受胸交感干、迷走神经和内脏感觉神经的支配。

（2）**胸主动脉** thoracic aorta 上端自第4胸椎体下缘续于主动脉弓，下端于第12胸椎高度穿过膈的主动脉裂孔而移行为腹主动脉。

$$
毗邻\begin{cases} 前：自上而下为左肺根、心包后壁、食管 \\ 后：脊柱、半奇静脉和副半奇静脉 \\ 左：左纵隔胸膜 \\ 右：奇静脉、胸导管和右纵隔胸膜 \end{cases}
$$

（3）**胸导管** thoracic duct 起自乳糜池，经膈的主动脉裂孔入胸腔后纵隔，在胸主动脉和奇静脉之间上行，至第5胸椎平面斜行向左，沿食管左缘与左纵隔胸膜之间上行至颈部，注入左静脉角（表3-4）。

表3-4 胸导管上下段毗邻

下段（第5胸椎平面以下）	上段（第4胸椎平面以上）
前：食管	前：左颈总动脉
后：右肋间后动脉和脊柱	后：脊柱
左：胸主动脉	左：左锁骨下动脉和纵隔胸膜
右：奇静脉和纵隔胸膜	右：食管和左喉返神经

（4）**迷走神经** vagus nerve

经行：经肺根后方下降，在食管裂孔入腹腔。

神经丛
- **食管前丛** anterior esophageal plexus：左迷走神经分支形成
- **食管后丛** posterior esophageal plexus：右迷走神经分支形成
- **心浅丛** superficial cardic plexus
- **心深丛** deep cardic plexus ⎱ 迷走神经分支与交感干的分支共同形成
- **肺丛** pulmonary plexus：位于肺根周围

（5）奇静脉、半奇静脉、副半奇静脉

1）**奇静脉** azygos

经行：起自右腰升静脉，经食管后方和胸主动脉右侧上行，达第4胸椎高度向前跨右肺根上方→上腔静脉。

属支：右肋间后静脉、食管静脉、支气管静脉、半奇静脉。

2）**半奇静脉** hemiazygos vein

经行：起自左腰升静脉，在胸椎体左侧上行，至第8胸椎体高度经胸主动脉和食管后方跨越脊柱→奇静脉。

属支：左胸下部肋间后静脉、食管静脉和副半奇静脉。

3）**副半奇静脉** accessory hemiazygos vein

经行：沿上部胸椎体左侧下行→注入半奇静脉或奇静脉。

属支：胸左上部肋间后静脉。

（6）**胸交感干** thoracic sympathetic trunk　由胸交感神经节和节间支组成。位于脊柱两侧，奇静脉和半奇静脉后外方，肋头及肋间血管前方，有灰、白交通支与肋间神经相连。参与构成心丛、肺丛和食管丛。**内脏大神经** greater splanchnic nerve、**内脏小神经** lesser splanchnic nerve 分别由穿经6~9胸交感节的节前纤维和穿第10~12胸交感节的节前纤维构成，前者终于腹腔神经节，后者终于主动脉肾节。

（四）纵隔间隙

1. 胸骨后间隙 retrosternal space

胸骨后间隙位于胸骨与胸内筋膜之间，该间隙的炎症脓疡可向下蔓延至膈，甚至穿膈扩散至腹部。

2. 气管前间隙 pretracheal space

气管前间隙位于上纵隔，在气管和气管杈与主动脉弓之间，上通颈部的气管前间隙。

3. 食管后间隙 retroesophageal space

食管后间隙位于食管与胸段脊柱之间，内有奇静脉、副半奇静脉和胸导管。该间隙上通咽后间隙，下通腹膜后间隙。

第三节 解剖操作指导

一、解剖胸壁

（一）观察复习

胸前外侧壁的浅层结构已在上肢解剖时完成。逐层翻开已解剖的皮肤、筋膜。若为女尸，乳房已于解剖上肢时从胸部浅层剥离，可进行下一步操作（女性乳房的解剖）；若为男尸，则越过下一步，进行后面的操作。

（二）女性乳房的解剖

将离体的乳房以乳头为中心，用刀尖沿放射状方向轻轻划开，仔细寻认、剖出输乳管，向外周追踪至乳腺叶，向中央追踪至乳头处，可见其膨大形成的输乳管窦。

（三）解剖胸壁

1. 翻开胸大肌、胸小肌。在腋中线前方和胸大肌起始附近寻找穿出肋间隙的肋间神经的外侧皮支和前皮支，注意有小血管伴行，可作为寻找神经的标志。

2. 观察前锯肌和腹外斜肌起点的肌齿交错后，从第 1～9 肋骨上，将前锯肌自起点处剥离，连同支配该肌的胸长神经一起翻向外侧。将腹外斜肌自第 5、6 肋骨的起点处剥离，以暴露肋间隙。

3. 修洁第 4、5 肋间隙的肋间外肌，观察该肌肌束的走行方向。观察肌纤维于何处由腱膜（肋间外膜）所替代。

4. 解剖肋间隙。①沿第 4 或 5 肋骨下缘，用刀尖轻轻划开肋间外肌（不宜深，以免将肋间内肌同时划开），然后将肋间外肌整片翻向下方，下翻时可见肋间神经分支进入此肌并支配之。翻开肋间外肌，即可看见位于其深面、肌纤维走行方向与之正相交的肋间内肌。查看该肌是否扩展到整个肋间隙，于何处为腱膜（肋间内膜）所替代。②沿第 4 或 5 肋骨下缘切开肋间内肌（勿深、以免伤及肋间最内肌和肋间血管和神经），向下翻开肌片，暴露肋间最内肌。检查该肌是否扩展至肋间隙前、后端，查看二肌之间有无血管、神经，三者之间排列顺序，可沿外侧皮支追查肋间神经主干。③小心清除第 4、5 肋间隙前端的肋间外膜和肋间内肌，显露胸廓内动、静脉，注意位于血管深面的胸内筋膜和肋胸膜，切勿损伤。胸廓内血管纵行于距胸骨侧缘约 1.25cm 处，在胸横肌前方，容后再查。

（四）开胸

1. 断离两侧胸锁关节，切开位于锁骨下方的锁骨下肌，向外牵拉锁骨。

2. 沿腋中线附近，自上而下将 1～9 肋间隙的肌肉逐一剔除约 2cm 宽，伸入手指轻轻向内推压肋胸膜，使其与胸内筋膜分离（胸膜湿润后容易剥离）。

3. 使用肋骨剪沿腋中线依次剪断第 2～10 肋。在前斜角肌附着处的内侧剪断第 1 肋。在胸骨柄处提起胸前壁，用手指或者刀柄伸入胸骨后方分离结缔组织。寻找出两侧的胸廓内血管。用力将胸前壁掀起，边掀边用手指或刀柄将胸骨及肋深面的结构向后推开。于剑胸结合处剪开膈肌在胸骨剑突后面的附着点，由此向两侧紧贴肋切开膈肌的肋部附着点。进而将剪开的胸前外侧壁向下翻起，打开胸腔。在翻起的过程中，将遇到两侧胸廓内动脉的牵拉而影响操作，在胸骨柄两侧切断胸廓内血管。

4. 修洁胸廓内动脉，追踪该血管至膈肌。证实该动脉向每个肋间隙发出 2 支肋间前动脉，试解剖一个肋间隙查清其与肋间后动脉的吻合，并注意该动脉向下分为两个终末支，即肌膈动脉与腹壁上动脉。在追踪修洁胸廓内动脉的同时，注意附近的淋巴结，即沿胸廓内动、静脉周围排列的胸骨旁淋巴结。

二、探查胸膜与取肺

（一）探查胸膜

1. 观察胸膜顶和左、右胸膜前界的位置。可见胸膜顶在锁骨内侧 1/3 段突向上方 2 ~ 3cm。两侧胸膜前界自胸膜顶向下逐渐靠近，在第 2 ~ 4 肋水平之间，两侧前界在中线稍偏左侧相互接触或重叠。自第 4 肋以下，左、右胸膜前界又分开，右侧垂直向下达第 6 胸肋关节处移行为下界。左侧在第 4 胸肋关节处向左倾斜，沿胸骨左缘下行至第 6 肋软骨移行为胸膜下界。

观察位于第 2 肋以上、第 4 肋以下的两侧胸膜前界之间有两个三角形的无胸膜区，即上胸膜间区（胸腺三角）和下胸膜间区（心包三角），分别与胸腺和心包相关。

2. 打开胸膜腔。沿锁骨中线，于第 2 ~ 6 肋之间将肋胸膜做"工"字形切口，打开胸膜腔。将手伸入胸膜腔查探壁胸膜的分部及各部的范围。

（1）用手向上探查胸膜顶，可见其突向锁骨内 1/3 上方 2 ~ 3cm。

（2）探查左、右胸膜前界。

（3）探查肋胸膜与膈胸膜之间的返折线，即胸膜下界。一般在第 6 肋软骨向外下方，在锁骨中线与第 8 肋、腋中线与第 10 肋、肩胛线与第 11 肋相交，近后正中线处平第 12 胸椎棘突。

3. 在胸膜腔内摸触肺根，证实肺根连于纵隔。在左、右纵隔胸膜靠近肺根的下方，掀起肺下部，摸认、观察肺韧带，它为张于肺与纵隔之间的双层胸膜。

4. 探查肋纵隔隐窝和肋膈隐窝，观察它们的位置、形状以及与肺的关系。

（二）取肺及观察

1. 取肺

观察原位肺的形态后，一只手由肺前缘伸入肺与纵隔之间，将肺向外侧牵拉，露出肺根及肺韧带，另一只手持剪或解剖刀将肺根于肺和纵隔中点处断开，注意不要伤及纵隔。取出肺保存，容后解剖观察。

2. 肺的观察

（1）肺表面湿滑光亮，包被有胸膜的脏层，可透视它所覆盖的肺组织，试一试能否用刀或镊把它从肺组织剥离。用手伸入肺裂中，扣摸各肺裂的相对面是否亦湿润光滑；用另一手置于切断的肺根处，能否感觉到肺裂中的手指接近肺门？

（2）肺门结构　观察主支气管、肺动脉和肺静脉的相互关系，除上述结构外，还有营养肺组织的支气管动脉、淋巴结、淋巴管和内脏神经纤维等，这些结构无须费时解剖。

（3）解剖支气管及其分支（仅限于研究生操作）　用钝头镊子剥去肺组织，在肺门处先显示主支气管，然后向肺内追踪，鉴定叶支气管。注意观察：与支气管壁有密切关系的支气管血管；与支气管有一定伴行关系的肺动脉；肺静脉与肺段的关系。其次证实肺段支气管，先扪触肺段支气管包含的是软骨片（非半环状），将探针插入每一肺段支气管，循此将肺组织剥去 2~3cm，同时除去淋巴结。

三、解剖肋间隙后部

近脊柱处撕去胸后壁的肋胸膜，清理中部 1~2 个肋间隙的肋间后动、静脉和肋间神经，在肋角处修洁肋间后动脉发出的上、下支。修洁观察肋角内侧肋间血管、神经在肋间隙的位置及排列关系。在肋角处，肋间后动、静脉和肋间神经进入肋间内肌和肋间最内肌之间；在肋角外侧，血管、神经主干行于肋沟内，其排列关系自上而下为静脉、动脉和神经。

四、解剖纵隔

（一）观察纵隔

在解剖纵隔之前，先从前面和两侧予以观察，以便对纵隔重要内容的布局有一初步了解。

1. 剔除两侧纵隔胸膜

用左手抓住纵隔胸膜，右手持解剖刀，用刀尖背钝性将两侧纵隔胸膜从纵隔的左、右侧面剥离，以肺根为标志观察左、右侧面的主要结构。剥离纵隔胸膜时注意保护肺根前方膈神经和心包膈动、静脉，以及肺根后方的迷走神经。观察可见纵隔左、右侧面的结构并非对称：右侧面可以看到若干大静脉，而左侧面可以看到若干大动脉。

2. 观察纵隔左侧面

纵隔左侧面中部为左肺根，其前方有左膈神经和心包膈血管下行，前下方为心包及心脏；后方为胸主动脉、左迷走神经、左交感干和左内脏大神经。可见主动脉弓向上发出的左颈总动脉和左锁骨下动脉。上方是主动脉弓及其分支、左颈总动脉和左锁骨下动脉，左头臂静脉横过主动脉弓分支的前方，主动脉弓右后方为气管和食管胸部。于胸椎左侧可见左侧交感干胸部，其内侧有副半奇和半奇静脉。在主动脉弓左前方有前界为左膈神经，后界为左迷走神经，下界为左肺动脉围成的动脉导管三角，内有动脉韧带、左喉返神经和心浅丛。在左锁骨下动脉、主动脉弓与脊柱围成的食管上三角内有胸导管和食管胸段的上部。在胸主动脉、心包与膈围成的食管下三角内可见食管胸段的下部。

3. 观察纵隔右侧面

右肺根上方是奇静脉弓，向前注入上腔静脉，后者于主动脉升部右侧入心包。可见头臂干自主动脉弓发出后分为右颈总动脉和右锁骨下动脉。心包后方有食管胸部和主动脉胸部下行。右膈神经自上腔静脉右侧下行，经右肺根前方，与右心包膈血管伴行贴心包侧壁下行。右迷走神经在上腔静脉后内侧，依附气管胸部右侧经右肺根后方下行。于胸椎右侧可见右侧交感干的胸部，其内侧有奇静脉。

（二）解剖上纵隔

1. 观察胸腺

在上胸膜间区内钝性剥离胸膜和结缔组织，寻认观察胸腺或胸腺遗迹。

2. 解剖上腔静脉和头臂静脉

剔除胸腺或胸腺遗迹，修洁左、右头臂静脉，追踪至二者的汇合处，即上腔静脉的始端。观察奇静脉弓跨越右肺根上方汇入上腔静脉。查认头臂静脉的主要属支：椎静脉、胸廓内静脉、甲状腺下静脉。

3. 解剖主动脉弓及其三大分支

在上腔静脉左侧修洁主动脉升部的心包外段，以及自右前方弯向左后方的主动脉弓和其三大分支——头臂干、左颈总动脉和左锁骨下动脉，追踪主动脉弓至第 4 胸椎左侧移行为主动脉胸部处。

4. 查看并修洁动脉韧带和左喉返神经

仔细寻认经主动脉弓左前方下降的左膈神经和左迷走神经，注意此二神经在主动脉弓上方相互交叉的情况。观察由左膈神经、左迷走神经和左肺动脉共同围成的动脉导管三角，动脉韧带、左喉返神经位于此三角内。

5. 修洁右膈神经和右迷走神经

右膈神经从右锁骨下动、静脉之间进入胸腔，沿右头臂静脉及上腔静脉右侧，向下经右肺根前方，伴右心包膈血管贴心包右侧壁下行至膈。

在右锁骨下动、静脉间分离出右迷走神经，可见其向下贴于气管胸部的右侧，于右头臂静脉和上腔静脉的后内侧下行，并沿奇静脉内侧，经右肺根后方至食管右后方，沿途分支参与形成右肺前丛、右肺后丛和食管丛。在右锁骨下动脉下方，找出由右迷走神经发出的右喉返神经。

6. 在上纵隔范围内确认食管、气管

认清它们彼此之间的位置关系，寻找气管两侧的淋巴结，观察后将其剔除。

（三）解剖中纵隔

1. 分别沿左、右膈神经的前方，在心包前壁上各做一纵向切口，上端至大血管根部，下端至距膈约 2cm 处；再在两纵切口下端之间做一横切口，向上翻开心包前壁，打开心包腔。

2. 在心包腔内，以左手示指和中指经主动脉升部与上腔静脉之间向左插入，手指可从肺动脉主干和左心房之间穿出，手指所通过的间隙即心包横窦。提起心尖，将手伸入心脏后面，探查位于左心房后壁，左、右肺静脉根部，下腔静脉左侧与心包后壁之间的间隙，此间隙即心包斜窦，其形状似口向下的盲囊。在心包前壁与下壁移行处的隐窝即心包前下窦。

3. 在膈上面切断下腔静脉，将膈神经由心包游离，自中心腱剥离心包，将心包和心脏翻向上，查看其后方的毗邻结构：气管、支气管、食管及位于它们前面及两侧的淋巴结。

4. 观察原位心的位置和毗邻。心位于中纵隔的心包内，在膈以上居二肺之间；约 2/3 在中线左侧，1/3 在中线右侧。心脏的两侧及前面大部分被肺和胸膜所遮盖，只有前面一小部分与胸骨体下半左侧及左侧第 4~5 肋软骨相邻接，之间仅隔以心包。心的后方邻食管、迷走神经和胸主动脉，下方为膈，上方与出入心的血管（主动脉、肺动脉和上腔静脉）相连。

5. 取心（仅限于研究生操作）。在上腔静脉注入心脏的上方 1cm 处切断上腔静脉；向前上提起心尖，在心包斜窦的边缘处切断左、右肺静脉（不要伤及左心房）；在主动脉口和肺动脉口上方 2cm 处切断升主动脉和肺动脉干。切断心包横窦和斜窦之间的两层心包，移出心脏、保存，容后解剖。

（四）解剖后纵隔和上纵隔后部

由于后纵隔和上纵隔后部的结构大多连续，故同时解剖。

1. 观察气管和左、右主支气管

向左牵拉主动脉，观察气管的位置和毗邻，左、右主支气管的形态和走行差异，查看沿气管和左、右主支气管排列的淋巴结。

2. 解剖食管、胸主动脉

（1）在已显露的基础上，观察、解剖食管，应特别注意食管与两侧纵隔胸膜的关系。从气管两侧稍分离即可显露食管上段，除去心包后壁的斜窦部，显露食管下段及胸主动脉。修洁食管及胸主动脉，寻认沿它们周围排列的淋巴结，即纵隔后淋巴结，辨认后可去掉。复查左、右迷走神经与食管的关系（左迷走神经在主动脉弓前方下行，经肺根后方至食管左前方分散形成食管前丛，向下再合成前干。右迷走神经在食管和气管的右侧下行，经肺根后方至食管右后面形成食管后丛，向下合成后干）。

（2）提起食管，仔细寻认发自胸主动脉的食管动脉（有几支？），在不同的高度从后方进入食管。在胸骨角平面，左主支气管的后方，寻认由胸主动脉发出的支气管动脉（有几支？）。将胸主动脉推向右侧，在其左后壁分离出 1～3 支左肋间后动脉。用同样方法，从其右后壁分离出 1～3 条右肋间后动脉。观察该部位的肋间后动、静脉及肋间神经的位置排列关系。

3. 观察奇静脉、半奇静脉和副半奇静脉

先将食管推向右侧，显露半奇、副半奇静脉，并分别向上、下追踪。可见半奇静脉接受左下部肋间后静脉和副半奇静脉，于第 7～10 胸椎高度向右汇入奇静脉；副半奇静脉收集左上部肋间后静脉，注入半奇静脉或奇静脉。将食管推向左侧，显露奇静脉，向下追踪至膈，向上追踪至入上腔静脉处，右侧肋间后静脉多注入奇静脉。

4. 观察胸导管

将食管推向左侧，在奇静脉与胸主动脉之间寻认胸导管。胸导管色较白，壁薄，呈念珠状。注意观察胸导管的行程变化和毗邻。胸导管行于食管后方，约在第 5 胸椎高度斜行向左上，进入食管上三角，继沿食管左侧向上追踪至颈部，观察其经何途径注入左静脉角。

5. 解剖胸交感干

用无钩镊小心撕去胸椎体两侧的肋胸膜，并拨开其周围的胸内筋膜，修洁沿肋头自上而下呈链状的交感干，干的膨大部分即交感神经椎旁节，节间的细支即节间支。用镊子提起交感干，可见从节发出的灰、白交通支向外与肋间神经相连。

6. 修洁星状神经节，内脏大、小神经和内脏最小神经

沿交感干向上清理，约在第 1 肋颈处寻找星状神经节；向下清理，寻认由第 5、6～9、10 胸交感神经节发出的神经向内下合并形成的内脏大神经。在内脏大神经的外侧，寻认自第 10、11 或 12 胸交感神经节发出分支组成的内脏小神经。第 12 胸交感神经节发出的内脏最小神经。内脏大、小神经和内脏最小神经向下穿膈脚进入腹腔。

第四节　临床病例

病例 1

患者，女，40 岁，洗澡时无意发现左侧乳房外上局部皮肤粗糙不平，遂前来就诊。医生检查发现患者左乳外上象限局部皮肤呈"橘皮"样变化，腋窝胸肌淋巴结肿大，余未触及。钼靶扫描报告左侧乳房外上象限肿块。怀疑乳腺癌，行手术切除肿块，术中冰冻切片病理确诊为乳腺癌，行乳腺癌根治术。术后进行了放化疗，随访 5 年，患者良好，未复发。

临床解剖学问题：

1. 患者乳房皮肤"橘皮"样变的解剖学基础是什么？

2. 该患者其余淋巴结尚好，但胸肌淋巴结发生肿大，为何？

病例 2

患者，男，65 岁，自述一周前受凉感冒，自服感冒药仍未见好转，来院就诊。主诉：胸闷气短、疲乏无力、胸痛，呼吸时加重。体温 37.6℃，脉搏 75 次/分，血压 135/80mmHg。胸部正位片显示肋膈角变钝，提示胸腔积液。行积液诊断性穿刺检查，结果显示：结核杆菌阳性。

临床诊断：结核性胸膜炎。

临床解剖学问题：

1. 影像学胸部正位片提到的"肋膈角"对应的解剖部位是什么？其有何临床意义？

2. 胸膜腔积液的穿刺部位一般在哪儿？穿刺进入胸膜腔要经过哪些层次结构？

病例 3

患者，男，56 岁，食管上胸段肿瘤手术后三天，留置引流管流出牛奶样液体，餐后更浓。

临床诊断：损伤胸导管致"乳糜胸"。

临床解剖学问题：

1. 食管上胸段毗邻结构有哪些？并解释为何易损伤胸导管。

2. 如何避免损伤胸导管？

病例 4

患者，男，50 岁，清早跑步锻炼，突感气闷心慌，伴有胸壁疼痛，并向左前臂内侧放射，随来就医。既往病史，有高血压、高脂血症，心电图检查提示心肌缺血。

临床诊断：心绞痛。

临床解剖学问题：

1. 引起患者心慌胸闷，伴有胸壁疼痛原因是什么？

2. 简述左、右冠状动脉的起始、经行与分支。

第五节　临床病例问题分析答案

病例 1 答案

1. 本例患者罹患乳腺癌。乳房中，结缔组织形成许多纤维束，两端分别附着于皮肤和胸肌筋膜，称为**乳房悬韧带** suspensory ligament of breast 或 Cooper 韧带。乳腺癌时，淋巴回流受阻引起乳房水肿，同时乳腺癌局部的纤维组织增生，乳房悬韧带相对变短，使皮肤形成许多小凹陷，从而形成临床上称的"橘皮"样变。

2. 乳房的淋巴回流概括如下。①外侧部和中央部淋巴：注入腋淋巴结前群（胸肌淋巴结），为乳房淋巴回流的主要途径。②上部淋巴：注入腋淋巴结尖群和锁骨上淋巴结。③内侧部淋巴：注入胸骨旁淋巴结，并与对侧相交通。④内下部淋巴：注入膈上淋巴结，并与腹前壁上部及膈下淋巴相交通，进而间接地与肝的淋巴交通。⑤深部淋巴：注入胸肌间淋巴结（Rotter 结）或腋淋巴结尖群。该患者乳腺癌发生于外上象限，该区域淋巴首先引流入胸肌淋巴结，故最先受累。

病例 2 答案

1. 该患者所患疾病为结核性胸膜炎。**肋膈隐窝** costodiaphragmatic recess 是肋胸膜与膈胸膜转折形成的半环形隐窝，是胸膜腔在直立或坐位时的最低点，胸膜腔积液会首先积聚于此。因此临床描述的"肋膈角"对应结构为肋膈隐窝。

2. 根据肋间血管神经的走行及胸膜腔积液容易积存于肋膈隐窝的特点，临床常在肩胛线或腋后线第 7、8 肋间隙中部做胸膜腔穿刺。通过的结构依次有皮肤、浅筋膜、胸背肌（肩胛线为背阔肌，腋中线为前锯肌）、肋间肌、胸内筋膜和肋胸膜。

病例 3 答案

1. 食管胸部的毗邻：食管的前方有气管、气管杈、左主支气管，左喉返神经、迷走神经的食管前丛、右肺动脉、膈，并隔心包与左心房及部分左心室毗邻，当左心房肥大时，可向右后方压迫食管；后方有胸导管、奇静脉、半奇静脉、副半奇静脉、胸主动脉和右侧肋间后动脉及迷走神经的食管后丛；食管左侧有主动脉弓、左颈总、左锁骨下动脉、胸主动脉及胸导管上段；右侧有奇静脉上段及奇静脉弓。

在食管上三角胸导管紧贴食管左侧上行，由于食管肿瘤病变，局部严重粘连，给分离、保护胸导管造成困难，手术中极易伤及胸导管。因为胸导管内的淋巴液呈乳糜样，流入胸腔称乳糜胸，伤口引流出来的液体如同牛奶，尤其餐后颜色更浓。

2. 手术医师必须熟悉胸导管局部解剖及其起始经行，在可能造成胸导管损伤的危险区域，操作要仔细。胸导管平第 12 胸椎下缘高度起自乳糜池，经主动脉裂孔进入胸腔，于胸主动脉与奇静脉之间上行，至第 5 胸椎高度经食管与脊柱之间向左侧斜行进入食管上三角，经食管与左侧纵隔胸膜之间上行至颈部，注入左静脉角。

病例 4 答案

1. 跑步运动增加了心脏的活动量和需氧量，患者胸闷气短伴有胸部疼痛，可能由于运动量增加，诱发冠状动脉痉挛或者冠状动脉栓塞造成心肌供血不良所致。同时涉及左前臂疼痛，是由神经引起的牵涉性疼痛所致。

2. 左冠状动脉起自主动脉左窦向左行于左心耳与肺动脉干之间，分为前室间支和旋支。前室间支沿前室间沟下行，其末梢多数绕过心尖切迹于后室间沟下部与后室间支吻合。分支分布于左心室前壁、右心室部分前壁和室间隔前 2/3。右冠状动脉起自主动脉右窦沿冠状沟行至房室交点处分为后室间支和右旋支，后室间支沿后室间沟下行，分布于右心房、右心室和室间隔后 1/3，右旋支分布于左心室后壁。

（雷天福　许杰华）

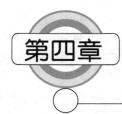

腹　部

第四章

第一节　学习目标

一、掌握

1. 腹直肌鞘的构成。

2. 腹前外侧壁的血管和神经的分布特点。

3. 腹股沟区的境界与层次。

4. 腹股沟管的位置、构成、体表投影及内容。

5. 腹膜形成的结构包括网膜、系膜、韧带、皱襞、隐窝和陷凹。

6. 食管腹部的位置、毗邻、血供、淋巴回流和神经支配。

7. 胃的形态、位置与毗邻、血管、淋巴引流、神经分布。

8. 十二指肠的分部、毗邻及其与腹膜的关系，十二指肠大乳头的位置，十二指肠悬韧带的位置和作用。

9. 肝的形态、位置和毗邻、韧带、肝门与肝蒂。

10. 肝外胆道的组成。

11. 胆囊的位置、形态、毗邻。胆总管的分段与毗邻关系。

12. 胰的形态、位置及毗邻。

13. 脾的位置与毗邻、韧带及血管。

14. 肝门静脉的组成、位置、属支与收容范围。门腔静脉吻合及侧支循环。

15. 空肠及回肠的位置、形态结构的区别。

16. 阑尾的形态与位置、阑尾根部的体表投影，阑尾系膜与血管。

17. 结肠各部的血液供应。

18. 肾的位置与毗邻、被膜，肾门、肾窦和肾蒂的概念。

19. 腹主动脉的位置及分支分布。

20. 下腔静脉的位置与属支，睾丸静脉的行程和注入部位。

二、熟悉

1. 腹部的境界与区分。

2. 皮肤及浅筋膜的特点，浅静脉的流注及皮神经的分布。

3. 固有筋膜及腹前外侧壁三层扁肌及腹直肌的结构特点，腹横筋膜、腹膜外脂肪、腹膜壁层。

4. 腹膜腔的分区与间隙。

5. 胆囊底的体表投影、胆囊动脉及其变异、胆囊三角及临床意义。

6. 盲肠的形态与位置。

7. 腹膜后间隙的范围及内容物。

8. 输尿管的行程和狭窄部位。

9. 肾上腺的位置、形态及血供。

10. 腰丛的组成及分支。

三、了解

1. 腹部的体表标志及主要脏器的体表投影。

2. 腹前外侧壁常用的外科切口与腹壁层次的关系。

3. 髂腹下神经、髂腹股沟神经及腹壁下动脉的行程分布。

4. 腹股沟区的薄弱处与疝形成的关系。

5. 腹膜的配布与腹膜腔的形成。

6. 肝脏 Glisson 系统和肝静脉系统。

7. 肝的分叶与分段。

8. 腰交感干的位置。

9. 肾血管和肾段、肾血管的变异。

第二节　学习要点

一、腹前外侧壁

（一）浅层结构

1. 皮肤

皮肤薄而富有弹性，腹股沟区附近的皮肤移动性小，其他部位的移动性较大。

2. 浅筋膜

浅筋膜在脐平面以上为一层。脐平面以下分为两层：浅层（脂肪层），即 **Camper 筋膜**，含脂肪组织较多，向下与大腿的浅筋膜相续；深层（膜性层），即 **Scarpa 筋膜**，富含弹性纤维，在中线处附于白线；向下于腹股沟韧带下方约一横指处附于股部的深筋膜；在左、右耻骨结节间向下至阴囊，与阴囊肉膜及会阴浅筋膜（Colles 筋膜）相续。

（1）浅动脉

腹前外侧壁上半部：来自肋间后动脉、肋下动脉和腰动脉，分支细小。

腹正中线附近：来自腹壁上、下动脉的分支。

腹前外侧壁下半部：来自股动脉的**腹壁浅动脉** superficial epigastric artery、**旋髂浅动脉** superficial iliac circumflex artery。

（2）浅静脉　较丰富，彼此吻合成网，脐区更为丰富。

脐以上：向上经胸腹壁静脉→胸外侧静脉→腋静脉。

脐周：向深部经**附脐静脉** paraumbilical vein→肝门静脉。

脐以下：向下经腹壁浅静脉、旋髂浅静脉→大隐静脉。

3. 浅淋巴管

脐以上浅淋巴管→腋淋巴结。

脐以下浅淋巴管→腹股沟浅淋巴结。

4. 皮神经

来自第 7~12 胸神经前支分出的外侧皮支和前皮支；髂腹下神经前皮支常经浅环的内侧脚上方穿出分布到耻骨上方的皮肤；髂腹股沟神经经腹股沟管出浅环后分布于阴囊前部的皮肤；生殖股神经生殖支沿精索内侧下行，出浅环分布于提睾肌及阴囊肉膜。腹股沟疝手术时，注意勿损伤上述神经。

特点：呈明显的节段性分布。其中第 6 肋间神经分布于剑突平面，第 8 肋间神经分布于肋弓平面，第 10 肋间神经分布于脐平面，第 12 肋间神经分布于脐与耻骨联合连线中点的平面。

（二）深层结构

1. 肌层

腹前外侧壁的肌肉包括位于前正中线两侧的**腹直肌** rectus abdominis 和外侧的**腹外斜肌** obliquus externus abdominis、**腹内斜肌** obliquus internus abdominis 和**腹横肌** transversus abdominis。

（1）腹直肌　纵列腹白线两侧，上起剑突和第 5~7 肋软骨前面，下止耻骨联合和耻骨嵴。两条腹直肌各有 3~4 条腱划，腱划与**腹直肌鞘** sheath of rectus abdominis 紧密相连。

腹直肌鞘：由腹前外侧壁三块扁肌的腱膜包裹腹直肌形成。鞘分前、后两层，前层由腹外斜肌腱膜与腹内斜肌腱膜的前层构成，后层由腹内斜肌腱膜的后层与腹横肌腱膜构成。在脐以下 4~5cm 处三块扁肌的腱膜均参与形成腹直肌鞘的前层，鞘后层形成一凸向上方的弧形游离缘称**弓状线**（半环线）arcuate line。

（2）腹外斜肌　肌纤维自外上向内下斜行，在腹直肌外侧缘、髂前上棘与脐连线以下移行为腱膜，并形成：①腹股沟韧带；②**腹股沟管皮下环** superficial inguinal ring；③**反转韧带** reflected ligament；④**精索外筋膜** external spermatic fascia；⑤**腔隙韧带** lacunar ligament。

（3）腹内斜肌及腹横肌　二者分别起自腹股沟韧带的外侧 1/2 至 2/3 处，二者下缘向内呈弓状跨精索上方并构成腹股沟管的上壁，继而向内行至腹直肌外侧缘、精索后方时，肌纤维呈腱性融合，形成**腹股沟镰** inguinal falx（**联合腱** conjoined tendon），再经精索后方，向下止于耻骨梳。腹内斜肌和腹横肌下缘的部分肌纤维沿精索下降，形成**提睾肌** cremaster。

腹白线（白线）linea alba 由腹前外侧壁 3 层扁肌的腱膜在腹前正中线上相互交织形成，上宽下窄。

2. 腹横筋膜 transversalis fascia

腹横筋膜衬于腹横肌深面，是腹内筋膜的一部分。上连膈下筋膜，下续髂筋膜、盆筋膜。在腹股沟管**深环**（腹环）deep inguinal ring 处突出，形成精索内筋膜。

3. 腹膜下筋膜〔腹膜外筋膜、腹膜外组织、腹膜外脂肪〕extraperitoneal fascia

腹膜下筋膜位于腹横筋膜与壁腹膜之间的疏松结缔组织。输精管、输尿管和腹壁下动脉均位于此层内。

4. 壁腹膜 perietal peritoneum

壁腹膜是腹前外侧壁的最内层，上连膈下腹膜，下续盆腹膜。在脐以下形成 5 条纵形皱襞，位于正中线由脐连到膀胱尖者为**脐正中襞** median umbilical fold，紧邻其外侧者，为两条**脐内侧襞** medial umbilical fold，最外侧者为左右**脐外侧襞** lateral umbilical fold，也称腹壁下动脉襞，内含腹壁下血管。上述 5 条皱襞之间形成 3 对浅窝，由中线向外依次为**膀胱上窝** supravesical fossa、**腹股沟内、外侧窝** medial and lateral inguinal fossae，是腹前壁的薄弱区。

（三）腹前外侧壁不同部位层次比较

临床上腹部不同区域的手术切口，层次结构有异同（表 4 - 1）。

表 4 - 1　腹前外侧壁不同部位层次比较

阑尾区	腹直肌区	腹白线区
1. 皮肤	1. 皮肤	1. 皮肤
2. 浅筋膜	2. 浅筋膜	2. 浅筋膜
3. 肌层	3. 肌层	3. 白线（无大血管神经）
腹外斜肌（髂腹下神经、髂腹股沟神经）	腹直肌鞘前层	
腹内斜肌（第 7 ~ 11 对肋间及肋下神经）	腹直肌（前述之神经于鞘外缘穿入鞘，向前穿腹直肌及前鞘至皮下，鞘内侧部有腹壁上、下动脉）	
腹横肌	腹直肌鞘后层	
4. 腹横筋膜	4. 腹横筋膜	4. 腹横筋膜
5. 腹膜外脂肪	5. 腹膜外脂肪	5. 腹膜外脂肪
6. 壁腹膜	6. 壁腹膜	6. 壁腹膜

（四）腹股沟区

腹股沟区为下腹部两侧的三角形区域，其内侧界为**腹直肌** rectus abdominis 外缘，上界为髂前上棘至腹直肌外缘的水平线，下界为**腹股沟韧带** inguinal ligament。

1. 层次结构特点

（1）三层阔肌形成一些重要的结构（见上述）。

（2）腹横筋膜　贴覆于腹横肌及其腱膜深面，为腹内筋膜的一部分，参与形成：① **腹股沟管腹环** deep inguinal ring；② **精索内筋膜** internal spermatic fascia；③**凹间韧带** interfoveolar ligament。

（3）形成以腹股沟韧带为下壁的潜在肌肉筋膜裂隙——**腹股沟管** inguinal canal。

（4）腹膜外脂肪（腹膜下筋膜）　在此区域特别发达。

（5）形成**腹股沟三角** inguinal triangle（**Hesselbach 三角**）　由腹壁下动脉、腹直肌外侧缘和腹股沟韧带内侧半所围成的三角形区域，为直疝发生处。

2. 腹股沟管

（1）位置　位于腹股沟韧带内侧半的上方，为由外上斜向内下的肌肉筋膜裂隙，长 4 ~ 5cm。

（2）构成　四壁两口。

四壁 {
前壁：腹外斜肌腱膜、腹内斜肌起始部
后壁：腹横筋膜、联合腱
上壁：腹内斜肌及腹横肌的弓状下缘
下壁：腹股沟韧带
}

两口分别为：①内口称深环或腹环，位于腹股沟韧带中点上方约一横指处，是腹横筋膜斜向外下突出形成的漏斗形袋的上口，在此腹横筋膜包裹在精索表面形成精索内筋膜。口的内侧为腹壁下动脉，浅层有腹内斜肌，深层为腹膜覆盖。②外口称浅环或皮下环，是腹外斜肌腱膜在耻骨结节外上方形成的一个三角形裂隙，在此腹外斜肌腱膜移行为精索外筋膜。

（3）内容　有精索（男性）或子宫圆韧带（女性）以及髂腹股沟神经、生殖股神经等通过。

二、腹膜

（一）腹膜的概念

腹膜 peritoneum 为衬覆于腹、盆腔各壁内面和多数脏器表面的浆膜，薄而半透明。其中衬于腹壁及盆壁内面的腹膜称为**壁腹膜** parietal peritoneum，被覆于脏器表面的腹膜称**脏腹膜** visceral peritoneum。壁腹膜和脏腹膜相互移行，连续形成腹膜囊，其内的空腔称为**腹膜腔** peritoneal cavity。腹膜腔在男性是密封的，在女性则借输卵管漏斗部末端的腹腔口，经输卵管、子宫腔和阴道通体外。

（二）腹膜腔的区分

腹膜腔以横结肠及其系膜为界，区分为**结肠上区** supracolic compartment 和**结肠下区** infracolic compartment。结肠上区又称**膈下间隙** subphrenic space。由于肝在该间隙的存在，可再分为若干间隙，如下：

膈下间隙 {
肝上间隙（以镰状韧带为界） {
左肝上间隙（以左三角韧带为界） { 左肝上前间隙 / 左肝上后间隙 }
右肝上间隙
}
肝下间隙（以肝圆韧带为界） {
左肝下间隙（以小网膜为界） { 左肝下前间隙 / 左肝下后间隙（网膜囊） }
右肝下间隙
}
}

结肠下区内有四个间隙：位于升、降结肠的外侧与腹侧壁之间的腹膜凹陷，分别称为**右、左结肠旁沟** right and left paracolic sulci。由升、降结肠和横结肠及其系膜所围成的腹膜间隙，又被斜行的小肠系膜分隔成右上、左下两部，分别称为**右、左肠系膜窦** right and left mesenteric sinuses。当腹腔脏器发炎、破裂或穿孔时，脓性渗出物、血液及溢出物可沿上述各间隙向上或向下扩散。

（三）腹膜的形成物

1. 网膜

网膜包括小网膜和大网膜。

（1）**小网膜** lesser omentum　为连于肝门与胃小弯及十二指肠上部之间的双层腹膜皱襞，分为**肝胃韧带** hepatogatric ligament 和**肝十二指肠韧带** hepatoduodenal ligament 两部分。肝十二指肠韧带右缘游离，其内有胆总管（右前）、肝固有动脉（左前）和门静脉（前两者之后方）。

（2）**大网膜** greater omentum　为连于胃大弯与横结肠之间的四层腹膜结构，形似围裙覆盖在空、回肠和横结肠的前方。

（3）**网膜囊** omental bursa　为位于小网膜、胃及大网膜前两层之后方，横结肠系膜上方的腔隙。

①境界

前壁：小网膜、胃后壁腹膜及大网膜前两层。

后壁：大网膜后两层、横结肠及其系膜以及覆盖在胰、左肾上腺、左肾前面的腹膜。

上界：肝尾状叶和膈下面的腹膜。

下界：大网膜前两层及后两层返折处。

左侧壁：脾、胃脾韧带和脾肾韧带。

右侧壁：不完整，并借网膜孔与腹膜腔相交通。

②**网膜孔** omental foramen（**Winslow 孔**）为网膜囊唯一的出入口，可容纳 1～2 指。由四壁围成：

上界：为肝的尾状叶。

下界：为十二指肠上部。

前界：为肝十二指肠韧带。

后界：为覆盖下腔静脉的腹膜。

2. 系膜

系膜由两层腹膜构成，内含血管、淋巴管、淋巴结及神经，有固定脏器的作用。主要有**小肠系膜** mesentery、**阑尾系膜** mesoappendix、**横结肠系膜** transverse mesoconlon 及**乙状结肠系膜** sigmiod mesoconlon 等。

3. 韧带

韧带对脏器有一定的固定作用，计有**肝镰状韧带** falciform ligament、**冠状韧带** coronary ligament、**三角韧带** triangular ligament、**胃脾韧带** gastrosplenic ligament、**胃膈韧带** gastrophrenic ligament、**胃胰韧带** gastropancreatic ligament、**胃结肠韧带** gatrocolic ligament、**脾肾韧带** splenorenal ligament、**膈脾韧带** phrenicosplenic ligament、十二指肠悬韧带、阔韧带等。

4. 皱襞

在脐以下形成 5 条纵形皱襞（参见上述）。

三、结肠上区

（一）**食管腹部** abdominal part of esophagus

食管腹部接续于穿经食管裂孔的食管胸部，长 1～2cm，向下连于胃的贲门。其前、后分别有迷走神经前、后干经过，其动脉来自膈下动脉及胃左动脉的食管支。

（二）胃

1. 位置

胃 stomach 中度充盈时，大部分位于左季肋区，小部分位于腹上区。胃贲门在第 11 胸椎左侧，幽门在第 1 腰椎右侧；胃底平左侧第五肋与锁骨中线交点处；小弯借肝胃韧带连于肝门，较固定；大弯最低点平脐高度。

2. 毗邻

胃前壁右侧份：邻接肝左叶。

左侧份上部：邻接膈。

下部：直接接触腹前壁，为临床上胃的触诊部位。

后壁：隔网膜囊与"胃床"相邻。

胃底部：上借膈与心及左肺底相邻。

幽门部：前邻肝、胆囊，后贴胰头。

胃床是胃后壁相邻的胰、左肾上腺、左肾、脾、横结肠及其系膜的合称。

3. 韧带

①肝胃韧带；②胃膈韧带；③胃脾韧带；④胃结肠韧带；⑤胃胰韧带。

4. 血管

动脉来自腹腔干及其分支，静脉与动脉同名伴行。

（1）动脉

1）**胃左动脉** left gastric artery：起于腹腔干，经网膜囊后壁的胃胰襞，向左上方至胃贲门附近，发出食管支后转向右，在肝胃韧带内循胃小弯右行。

2）**胃右动脉** right gastric artery：起于肝固有动脉，向下行至幽门上缘，在肝胃韧带内沿胃小弯左行。

上述两条动脉在小网膜两层的下缘内胃小弯处吻合成动脉弓，发支至胃小弯侧胃前、后壁及小网膜。

3）**胃网膜右动脉** right gatroepiploic artery：发自胃十二指肠动脉，在大网膜前两层之间的上缘沿胃大弯左行。

4）**胃网膜左动脉** left gatroepiploic artery：起于脾动脉，经胃脾韧带进入大网膜前两层之间，沿胃大弯右行。

上述两条动脉在胃大弯处吻合成动脉弓，分支至胃大弯侧胃前、后壁及大网膜。

5）**胃短动脉** short gastric artery：起于脾动脉末端或其分支，一般为 3～5 支，经胃脾韧带至胃底前、后壁。

6）**胃后动脉** posterior gastric artery：出现率约为 72%，大多 1～2 支，起于脾动脉，经网膜囊后壁腹膜后方上行，经胃膈韧带至胃底后壁。

此外，左膈下动脉也可发 1～2 条小支分布于胃底上部及贲门。

［附］腹腔干的分支

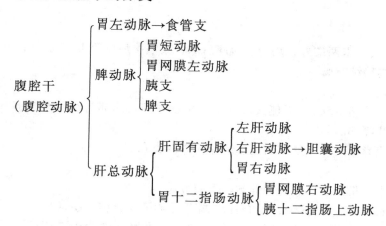

（2）静脉 回流情况如下：

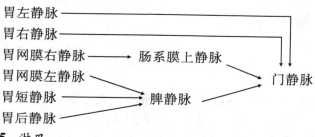

5. 淋巴

（1）胃左、右淋巴结 沿同名血管排列，收纳胃小弯侧胃前、后壁相应区域的淋巴，输出管注入腹腔淋巴结。

（2）胃网膜左、右淋巴结 沿同名血管排列，收纳胃大弯侧相应区域的淋巴。输出管前者注入脾淋巴结，后者注入幽门下淋巴结。

（3）贲门淋巴结 位于贲门周围，收纳贲门附近的淋巴，输出管注入腹腔淋巴结。

（4）幽门上、下淋巴结 位于幽门上、下方，收纳胃幽门部的淋巴，输出管注入腹腔淋巴结。

（5）脾淋巴结 在脾门附近，收纳胃底部和胃网膜左淋巴结的淋巴。通过沿胰上缘脾动脉分布的胰上淋巴结注入腹腔淋巴结。

6. 神经——内脏神经

（1）运动神经

交感神经 ｛ 内脏大神经→腹腔神经节→节后纤维→胃
　　　　　 功能：抑制胃蠕动，减少胃分泌

副交感神经 ｛ 来自迷走神经，其功能为增强胃蠕动，增加胃分泌
　　　　　　 左迷走神经→贴食管前→前干 ｛ 胃前支→胃前壁
　　　　　　　　　　　　　　　　　　　　 肝支 →肝
　　　　　　 右迷走神经→贴食管后→后干 ｛ 胃后支→胃后壁
　　　　　　　　　　　　　　　　　　　　 腹腔支→腹腔神经丛

（2）感觉神经纤维随交感、副交感神经→脊髓、延髓。

（三）十二指肠

1. 位置

十二指肠 duodenum 除始、末两端外，均位于腹膜后隙，紧贴腹后壁第 1～3 腰椎的右前方。上端始于胃幽门，下端接续空肠。

2. 分部及毗邻

（1）**上部** superior part　长 4～5cm，近侧段形成十二指肠球部，此部前壁好发溃疡，末段形成十二指肠上曲，接续降部。

前上方：邻肝方叶、胆囊，近幽门处小网膜右缘深面为网膜孔。

下方：邻胰头、胰颈。

后方：邻胆总管、胃十二指肠动脉、肝门静脉、下腔静脉。

（2）**降部** descending part　长 7～8cm，沿脊柱右侧下行至第 3 腰椎，折转向左，形成十二指肠下曲，续于水平部。此部后内侧壁有十二指肠纵襞，纵襞下端为**十二指肠大乳头** major duodenal papilla，为肝胰壶腹的开口处。

前方：邻横结肠及其系膜、肝右前叶、小肠袢。

后方：邻右肾门、右输尿管起始部。

内侧：邻胰头、胰管、胆总管。

外侧：邻结肠右曲。

（3）**水平部** horizontal part　长 10～20cm，横过第 3 腰椎前方至其左侧，移行于升部。此部位于肠系膜上动脉与腹主动脉的夹角处，故当肠系膜上动脉起点过低时，可能压迫水平部而引起十二指肠淤积、扩大，甚至梗阻，称十二指肠上动脉压迫综合征（Wilkie 综合征）。

上方：邻胰头、钩突。

后方：邻右输尿管、下腔静脉、腹主动脉。

前方：邻小肠袢（右）、肠系膜根及肠系膜上动、静脉（左）。

（4）**升部** ascending part　长 2～3cm，由水平部上升至第 2 腰椎左侧折向前下，形成十二指肠空肠曲 duodenojejunal flexure，续于空肠。

前方及左侧：邻腹膜、十二指肠上襞。

右侧：邻胰头、腹主动脉。

3. 十二指肠悬肌 suspensory muscle of duodenum

十二指肠悬肌又称 Treitz 韧带，位于十二指肠上襞右上方深部，由纤维组织和肌组织构成，有上提和固定十二指肠空肠曲的作用。

4. 十二指肠血供

（1）动脉　主要来自胰十二指肠上前、上后动脉及胰十二指肠下动脉。

（2）静脉　多与相应动脉伴行。除胰十二指肠上后静脉汇入门静脉外，其他静脉均汇入肠系膜上静脉。

（四）肝

1. 位置

肝 liver 大部分位于右季肋区和腹上区，小部分位于左季肋区。上界在右锁骨中线第 5～

6 肋间；下界右侧与右肋弓一致，左侧在腹上区的剑突下 2～3cm 处与腹前壁接触。小儿肝下缘低于肋弓，但不超过 2cm，7 岁后不能触及。

2. 毗邻

肝 {
　肝右半部 {
　　膈面：借膈与右肋膈隐窝和右肺底相邻
　　脏面：与右肾上腺、右肾、十二指肠上部及结肠右曲相邻
　}
　肝左半部 {
　　膈面：借膈与心的下面相邻，后缘近左纵沟处与食管相接触
　　脏面：与胃前面小弯侧相邻
　}
}

3. 固定装置

（1）肝裸区　借结缔组织与膈相连。

（2）韧带　冠状韧带、镰状韧带、肝圆韧带、三角韧带、肝胃韧带、肝十二指肠韧带。

4. 肝门与肝蒂

（1）**肝门 porta hepatis**　有三个肝门：

第一肝门：位于肝脏面 "H" 形沟的横沟。内有肝固有动脉左、右支，门静脉左、右支，左、右肝管，淋巴管及神经出入。

第二肝门：位于腔静脉沟上部，为肝左、中、右静脉汇入下腔静脉处。

第三肝门：位于腔静脉沟下部，为肝右后下静脉和尾状叶静脉汇入下腔静脉处。

（2）**肝蒂 hepatic pedicle**　出入肝门的肝固有动脉及其分支、肝管及其分支、门静脉及其属支、淋巴管及神经等，共同包被于结缔组织内，统称为肝蒂。

肝蒂内自前向后为：肝左、右管→肝固有动脉左、右支→门静脉左、右支。

肝蒂内结构汇合（分叉）点自高向低为：肝左、右管→门静脉→肝固有动脉。

5. 肝叶和肝段

（1）按外形分叶　左叶、右叶、方叶和尾状叶。

（2）按肝内结构分叶　以门静脉、肝动脉和肝管的分支所组成的 Glisson 系统，以及左、中、右 3 条肝静脉的走行为依据组成的肝静脉系统，可将肝分为左、右半肝、五叶和八段。

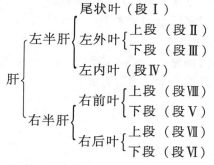

肝 {
　左半肝 {
　　尾状叶（段 Ⅰ）
　　左外叶 {
　　　上段（段 Ⅱ）
　　　下段（段 Ⅲ）
　　}
　　左内叶（段 Ⅳ）
　}
　右半肝 {
　　右前叶 {
　　　上段（段 Ⅷ）
　　　下段（段 Ⅴ）
　　}
　　右后叶 {
　　　上段（段 Ⅶ）
　　　下段（段 Ⅵ）
　　}
　}
}

6. 淋巴回流

肝的淋巴分浅、深两组。

淋巴 {
　浅组 {
　　膈面：分左、右、后三组，分别注入胃右淋巴结、主动脉前淋巴结、膈上淋巴结及纵隔后淋巴结。
　　脏面：大部分注入肝淋巴结，小部分注入纵隔后淋巴结。
　}
　深组：在肝内形成升、降两干，分别注入纵隔后淋巴结和肝淋巴结。
}

7．神经

肝的神经来自迷走神经、腹腔神经丛和右膈神经。

迷走神经（副交感神经）——促进腺体分泌。

腹腔神经丛（交感神经）——抑制腺体分泌。

右膈神经——传递肝的感觉信息。

（五）肝外胆道

1．组成

肝外胆道由肝左、右管，肝总管，胆囊和胆总管组成。

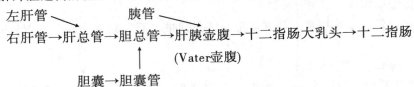

左肝管
胰管
右肝管→肝总管→胆总管→肝胰壶腹→十二指肠大乳头→十二指肠
（Vater壶腹）
胆囊→胆囊管

2．胆囊

（1）**位置与毗邻**　**胆囊** gallbladder 位于肝脏面的胆囊窝内。其上方为肝，下后方为横结肠及十二指肠，左为幽门，右为结肠右曲，前为腹前壁。

（2）**分部**　分为底、体、颈、管四部。胆囊颈弯曲且细，起始部膨大形成 Hartmann 囊，胆囊结石常停留于此囊中。

胆囊底体表投影：右腹直肌外缘（或右锁骨中线）与右肋弓的交点处。

（3）**胆囊三角**（Calot 三角）　由胆囊管、肝总管和肝下面三者组成，内有胆囊动脉通过。

3．胆总管的分段与毗邻

（1）**十二指肠上段**　自胆总管起始部至十二指肠上部上缘，走行于肝十二指肠韧带内。左侧为肝固有动脉，后方为肝门静脉。

（2）**十二指肠后段**　前为十二指肠上部，后为下腔静脉，左侧为肝门静脉。

（3）**胰腺段**　此段上部在胰头后方；下部多被薄层胰腺组织所覆盖，位于胆总管沟内。胰头癌或慢性胰腺炎时，此段胆总管常受累而出现梗阻性黄疸。

（4）**十二指肠壁段**　斜穿十二指肠降部中份的后内侧壁，末端与胰管汇合后略呈膨大，形成**肝胰壶腹** hepatopancreatic ampulla（Vater 壶腹），开口于十二指肠大乳头。

（六）胰

1．位置

胰 pancreas 位于腹上区和左季肋区，横过第1、2腰椎前方，居网膜囊后面，除胰尾外均属腹膜外位。

2．分部与毗邻

（1）**胰头**　位于第2腰椎右侧。上、右、下三面被十二指肠所环绕，故胰头部肿瘤可压迫十二指肠引起梗阻；前有横结肠系膜；后有胆总管、下腔静脉和右肾静脉。胰头下部的钩突前面有肠系膜上动、静脉经过。

（2）**胰颈**　前邻胃幽门，后邻肠系膜上静脉及肝门静脉起始部。

（3）**胰体**　位于第1腰椎平面。前面隔网膜囊与胃后壁相邻，后面与腹主动脉、左肾上腺、左肾及脾静脉相贴。

（4）胰尾　是胰左端的狭细部分，经脾肾韧带达脾门。上缘可见脾动、静脉。

3．血供

（1）动脉

动脉 $\begin{cases}\text{胰头：胰十二指肠上前、后动脉（起自胃十二指肠动脉）}\\ \qquad\quad\text{胰十二指肠下动脉（起自肠系膜上动脉）}\\ \text{胰颈、胰体：胰背动脉、胰下动脉、脾动脉胰支（起自脾动脉）}\\ \text{胰尾：胰尾动脉（起自脾动脉）}\end{cases}$

（2）静脉　多与相应动脉伴行，汇入肝门静脉系统。

静脉 $\begin{cases}\text{胰头、胰颈的静脉→胰十二指肠上、下静脉→肠系膜上静脉}\\ \text{胰体、胰尾的静脉→脾静脉}\end{cases}$

（七）脾

1．位置与毗邻

脾 spleen 位于左季肋区，肋弓深面。

毗邻 $\begin{cases}\text{膈面：与膈、膈结肠韧带相邻}\\ \text{脏面：前上份邻胃底，后下份邻左肾、左肾上腺}\\ \text{脾门：邻近胰尾}\end{cases}$

2．韧带

（1）**胃脾韧带** gastrosplenic ligament　由胃大弯左侧连于脾门的双层腹膜，内有胃短血管，下份有胃网膜左血管。

（2）**脾肾韧带** splenorenal ligament　由脾门至左肾前面的双层腹膜，内含胰尾、脾血管、神经、淋巴结等。

（3）**膈脾韧带** phrenicosplenic ligament　由脾肾韧带向上延伸至膈，短而不明显。

（4）**脾结肠韧带** splenocolic ligament　位于脾前端和结肠左曲之间，可固定结肠左曲并从下方承托脾。

3．血管

（1）**脾动脉** splenic artery　起自腹腔干，沿胰腺上缘左行，远端入脾肾韧带，分支经脾门入脾。

（2）**脾静脉** splenic vein　由脾门处的 2～6 条属支组成，位于脾动脉后下方，走在胰后面的横沟中，至胰颈后方与肠系膜上静脉汇合成门静脉。

（八）肝门静脉

1．组成与经行

（1）组成　**肝门静脉** hepatic portal vein 由脾静脉和肠系膜上静脉在胰颈后方汇合而成。

（2）经行　自胰颈后方上行，经十二指肠上部的深面进入肝十二指肠韧带，上行至第一肝门，分左、右两支分别入左、右半肝。

2．毗邻

在肝十二指肠韧带内，右前方为胆总管，左前方为肝固有动脉，后面隔网膜孔（Winslow 孔）与下腔静脉相邻。

3. 属支及收容范围

（1）属支　有脾静脉、肠系膜上静脉、肠系膜下静脉、胃左静脉、胃右静脉、胆囊静脉、附脐静脉。

（2）收容范围　收集腹腔单一脏器（肝除外）的静脉血，包括食管腹段、胃、小肠、大肠（至直肠上部）、胰、胆囊和脾等处的静脉血。

四、结肠下区

（一）空肠与回肠

血供特点

（1）动脉

1）来源及分支：空、回肠动脉来自**肠系膜上动脉** superior mesenteric artery，发出以下分支供应空、回肠：① **空、回肠动脉** jejunal and ileal arteries 有 12～18 条，在小肠系膜内吻合成动脉弓，再分支至空、回肠壁；② **回结肠动脉** ileocolic artery 有分支至回肠。

2）分支吻合特点：由 12～18 条空、回肠动脉，放射状到肠壁，在小肠系膜内广泛吻合成弓，以保证血供。此动脉弓自空肠 1～2 级到回肠依次增多为 3～4 级弓，回肠最末段为单弓。

3）分布特点：末级动脉弓发出直小动脉分布于肠壁，直动脉间缺少吻合。

（2）静脉　小肠的静脉与同名动脉伴行，多汇入肠系膜上静脉→肝门静脉。

（二）盲肠与阑尾

1. 盲肠 cecum

盲肠是大肠起始部，左侧壁连回肠，后内侧壁阑尾附着（三者合称为回盲部），向上续于升结肠。右邻右结肠旁沟，后为髂腰肌，前邻腹前壁。动脉支配源自回结肠动脉。

2. 阑尾

（1）位置　**阑尾** vermiform appendix 根部位置较恒定、连于盲肠后内侧壁，三条结肠带的会合点。尖部位置变化较大：回肠前位（28%）、盆位（26%）、盲肠后位（24%）、回肠后位（8%）、盲肠下位（6%）。

（2）阑尾根部体表投影

麦氏点（McBurney 点）：脐与右髂前上棘连线的中、外 1/3 交界处。

兰氏点（Lanz 点）：左、右髂前上棘连线的右、中 1/3 交界处。

（3）血管

动脉：来自回结肠动脉。

静脉：阑尾静脉→回结肠静脉→肠系膜上静脉→门静脉。

五、腹膜后隙

（一）概述

腹膜后隙 retroperitoneal space 位于腹后壁壁腹膜与腹内筋膜之间，上起自膈，下达骶岬、骨盆上口处。此间隙向上经腰肋三角与后纵隔相通，向下与盆腔腹膜后隙相通，故有感染可沿此通路扩散。此间隙内有肾、肾上腺、输尿管腹部、腹主动脉、下腔静脉等重要结构。

（二）肾

1. 位置与毗邻

（1）位置 **肾** kidney 位于脊柱腰段的两侧，受肝脏影响，右肾略低于左肾 1～2cm（约半个椎体）（表4-2）。

表4-2 肾的位置

	上端	下端	
左肾	平第11胸椎下缘	平第2腰椎下缘	两肾均位于腹膜后隙，肾门平第1腰椎
右肾	平第12胸椎上缘	平第3腰椎上缘	

在腹后壁位于第12肋下缘与竖脊肌外缘的夹角处，此处称**肾角** renal angle 或**脊肋角** vertebrocostal angle。肾病变时，此处常有压痛或叩击痛。

（2）毗邻

上方：肾上腺。

内侧 { 左肾：腹主动脉，内后方为左交感干

右肾：下腔静脉，内后方为右交感干

前方 { 左肾：上部有胃后壁，中部有胰，下部有空肠袢及结肠左曲

右肾：上部为肝右叶，下部为结肠右曲，前方内侧为十二指肠降部

后面：第12肋以上与膈和胸膜腔相邻；第12肋以下除肋下血管、神经外，自内向外有腰大肌及其前方的生殖股神经、腰方肌及其前方的髂腹下神经、髂腹股沟神经等。第12肋分别斜过左、右肾后面中部、上部。

下方：内下为肾盂和输尿管。

2. 肾门、肾窦和肾蒂

（1）**肾门** renal hilum 肾内缘中部凹陷处为肾门，是肾血管、肾盂、神经和淋巴管出入肾的部位。

（2）**肾窦** renal sinus 肾实质所围成的腔隙为肾窦，内有肾血管、肾盂、肾大盏、肾小盏以及神经、淋巴管和脂肪等，其出口为肾门。

（3）**肾蒂** renal pedicle 由出入肾门的主要结构构成：

自前向后依次为：肾静脉、肾动脉和肾盂。

自上而下依次为：肾动脉、肾静脉和肾盂。

3. 肾的被膜

肾的被膜由外向内依次为肾筋膜、脂肪囊和纤维囊。

（1）**肾筋膜** renal fascia 分前、后两层（即**肾前筋膜** prerenal fascia 与**肾后筋膜** retrorenal fascia）共同包绕两肾上腺和肾。前、后两层向上和向外侧互相融合，上与膈下筋膜相接，外与腹横筋膜相连续。向下两层互相分离，其间有输尿管通过。肾前筋膜覆盖腹主动脉和下腔静脉。自肾筋膜深面发出许多结缔组织小束，穿过脂肪囊与纤维囊相连，对肾起固定作用。

（2）**脂肪囊** adipose capsule 又称肾床，由脂肪组织构成，对肾具有支持和保护作用。肾囊封闭即将药液注入此囊。

（3）**纤维囊** fibrous capsule　为肾的固有膜，薄而坚韧，贴覆于肾表面，有保护肾的作用。正常情况下，活体时纤维膜易于从肾表面剥离。

4. 肾的血管及肾段

（1）**肾动脉** renal artery 和**肾段** renal segment　肾动脉多平第 1~2 腰椎间盘高度起自腹主动脉，于肾静脉的后上方向外经肾门入肾。

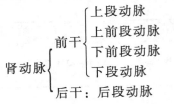

每一段动脉所分布肾实质的区域即肾段。肾段共有五个：上段、上前段、下前段、下段和后段。肾段动脉在肾内缺乏吻合，故当某一肾段动脉血流受阻时，其相应供血区的肾实质即可发生缺血坏死。

（2）**肾静脉** renal vein　其在肾内分布与动脉不同，无分段形式但有广泛吻合，故肾内单支结扎不影响血液回流。

左肾静脉因跨越腹主动脉而注入下腔静脉，故较长。两侧肾静脉属支不一致，左侧收集左肾上腺静脉和左睾丸（或卵巢）静脉。右肾静脉通常无肾外静脉汇入。

5. 肾淋巴回流和神经

（1）**淋巴回流**　肾内淋巴管分浅、深两组，浅组引流肾被膜的淋巴，深组引流肾实质内的淋巴，两组淋巴管相互吻合形成较粗的淋巴管，最后汇入腰淋巴结。

（2）**神经**　交感神经来自肾丛，分布于肾血管；副交感神经也来自肾丛，只分布到肾盂；内脏感觉神经随交感和副交感神经的分支走行。

（三）输尿管腹部

输尿管 ureter 位于脊柱两侧，左、右各一。上端起自肾盂，下端止于膀胱。

1. 分部

三部 { 腹部：自肾盂与输尿管移行处至跨髂血管处。
盆部：自跨髂血管处至膀胱壁。
壁内部：斜穿膀胱壁，至膀胱黏膜的输尿管口。

2. 输尿管腹部的毗邻

（1）**左输尿管毗邻**　前方有十二指肠空肠曲，并有左结肠血管、左睾丸（卵巢）血管和乙状结肠系膜跨过。

（2）**右输尿管毗邻**　前方有十二指肠降部、右结肠和回结肠血管、右睾丸（卵巢）血管以及回肠末端，因此回肠后位阑尾炎常可刺激右输尿管，造成尿中出现红细胞及脓细胞。

3. 输尿管腹部的血供

输尿管的血液供应是多源性的，腹部主要有肾动脉、睾丸（卵巢）动脉、腹主动脉和髂总动脉的分支供应。静脉与动脉伴行，经肾静脉、睾丸（卵巢）静脉和髂总静脉等回流。

由于输尿管腹部不同部位的动脉来源不同且不恒定，少数动脉吻合支细小，这时手术游离输尿管范围不宜过大，以免造成输尿管局部缺血坏死。

第三节　解剖操作指导

一、解剖腹前外侧壁

（一）体位及皮肤切口

置尸体于仰卧位，切口如图1所示。

1. 自胸骨剑突沿前正中线向下，环形绕过脐后向下直至耻骨联合上缘。

2. 自剑突沿肋弓向外切至腋中线（此切口在胸部解剖时已做）。

3. 自耻骨联合沿腹股沟切至髂前上棘（此切口在下肢解剖时已做），再沿髂嵴向后切至腰部。

4. 从前正中线开始将皮片翻向两侧。

（二）解剖浅筋膜及其内的浅血管和皮神经

1. 解剖辨认 Camper 筋膜和 Scarpa 筋膜

沿前正中线轻轻划开浅筋膜，分清其在脐下形成的脂肪层和膜性层。沿髂前上棘平面水平横向切开膜性层，用刀柄或手指在其深面探查，向内可见该层在正中线与腹白线愈着，向下在腹股沟韧带下方约一横指处终止，膜性层在此处融合于阔筋膜；在男性尸体，手指向下可进入阴囊肉膜深面。

2. 寻找浅筋膜内的浅血管

在腹股沟中点内侧约1.5cm处，于浅筋膜浅、深两层之间找出旋髂浅血管和腹壁浅血管（其静脉在下肢操作中已暴露了汇入大隐静脉的一段，也可沿着静脉向腹壁追寻）。在脐周观察脐周静脉网并由此向上寻找胸腹壁静脉。

3. 寻认皮神经

在腹白线两侧2~3cm处寻找细小的穿腹直肌鞘的皮神经，其为下5对肋间神经、肋下神经的前皮支，找出2~3支即可。在腋中线延长线附近，寻找上述神经的外侧皮支。在耻骨联合的外上方找出髂腹下神经的皮支。

4. 剔除浅筋膜，暴露腹外斜肌及其腱膜，尽量保留已找出的血管和神经。

（三）解剖腹直肌鞘及腹直肌

1. 解剖腹直肌鞘

观察腹直肌鞘及其外缘的半月线，于腹直肌鞘中线处自上而下纵行切开前层，于切口的上下端做横切口，将前鞘翻向两侧。在腱划处前鞘与腱划连接紧密，需用刀尖仔细剥离。

2. 解剖腹直肌

打开前鞘后，观察腹直肌的肌腹、腱划以及肌纤维的走形方向。用刀柄或手指游离腹直肌的内、外缘，然后翻起腹直肌外缘，寻认证实下5对肋间神经及肋下神经穿过腹直肌鞘后层入鞘，并发分支至腹直肌。约在脐平面横断腹直肌，将其翻向上、下方；查看腹直肌鞘后层，并于脐下4~5cm处修洁半环线，此线为腹直肌鞘后层的下缘，线以下可见较松软的腹横筋膜。

3. 寻找腹壁上、下血管

在腹直肌深层寻找并修洁贴于鞘后层的腹壁上、下血管。

（四）解剖腹前外侧壁的肌肉、血管和神经

1. 解剖腹外斜肌及其腱膜形成物

查看肌纤维的方向及腱膜的范围，观察腹外斜肌腱膜下缘形成的三个结构：

（1）腹股沟韧带　附着于髂前上棘与耻骨结节之间。

（2）腹股沟管皮下环　位于耻骨结节的外上方。此处并非呈环状裂隙，而是漏斗状向下延续到精索的表面，形成精索外筋膜。辨认内侧脚、外侧脚及脚间纤维。

（3）腔隙韧带　在腹股沟韧带内侧端的后下方寻找，为腹股沟韧带之纤维向后下转折至耻骨梳而形成的。

将腹外斜肌自髂前上棘沿腋中线向上切至肋弓下缘，继沿肋弓向内切至腹直肌外缘；自髂前上棘水平向内切至腹直肌外缘处。上述切口不能过深，避免伤及深层的腹内斜肌，用手指插入该切口，将腹外斜肌、腹内斜肌钝性分离。

2. 解剖腹内斜肌

观察腹内斜肌的纤维走行，沿与腹外斜肌相同的切口切开腹内斜肌，并翻向内侧。做上述切口时应保护其深面的血管、神经。由于腹内斜肌和腹横肌之间有肌纤维交错，不易分离。

3. 观察腹横肌

腹横肌肌纤维横行，观察其移行为腱膜的部位。

4. 辨认腹前外侧壁深层的血管神经

在腹横肌表面寻找第 7~11 肋间神经、肋下神经及其伴行的血管，观察其走向并理解其节段性分布的特点。

（五）解剖腹股沟管

1. 解剖腹股沟管前壁

自髂前上棘水平高度沿腹直肌鞘外缘向下切开腹外斜肌腱膜至浅环内侧，将该腱膜翻向外下，注意保护浅环。查看其深面的髂腹下神经和沿腹股沟韧带上方向内下斜行的髂腹股沟神经及生殖股神经的生殖支，后者沿精索下行，出皮下环分布于提睾肌及阴囊肉膜。观察起始于腹股沟韧带外侧 2/3 的腹内斜肌纤维，可见其部分肌纤维位于精索外侧部的前面。

2. 解剖腹股沟管上壁

腹内斜肌向内上延伸，在精索上方与腹横肌共同形成弓状下缘，为腹股沟管的上壁。查看腹内斜肌和腹横肌的一些肌束随精索下行形成的提睾肌。寻找位于腹外斜肌腱膜与腹内斜肌之间的髂腹下神经和沿腹股沟韧带上方向下斜行的髂腹股沟神经及生殖股神经的生殖支。

3. 解剖腹股沟管下壁和后壁

提起精索，观察其下壁为腹股沟韧带；后壁为腹横筋膜及腹股沟镰（联合腱），后者是腹内斜肌和腹横肌的腱膜向内下结合形成的。外侧脚纤维终止于耻骨结节后继续在精索的后方向腹白线延伸，形成反转韧带，此韧带也参与了后壁的构成。

4. 探查腹股沟管深环

将精索向外上追至腹环处。腹环在腹股沟韧带中点上方一横指处，是腹横筋膜呈袋状向

下凸出处，向下延续为精索内筋膜，在腹环的内侧寻找向内上方行走的腹壁下动脉。

（六）解剖腹股沟三角

修洁腹壁下动脉，观察其与腹直肌外侧缘和腹股沟韧带内侧半所围成的三角形区域，此三角即腹股沟三角。该三角的浅层有腹外斜肌腱膜，深层为腹横筋膜和腹股沟镰。

二、探查腹膜与腹膜腔

（一）打开腹膜腔

1. 复位胸前壁，然后向下沿腋中线的延长线剪开腹壁剩余各层，直到髂前上棘。

2. 检查膈肌是否与胸骨和肋骨完全分离（已在胸部操作）。

3. 将胸壁连同腹前壁一起向下翻开，同时离断连于腹前壁的肝镰状韧带及肝圆韧带。

（二）观察理解腹腔的概念和境界

1. 先按腹部的分区，观察腹部脏器的配布和位置。用手探查腹膜腔时，动作要轻柔，不要破坏腹膜。在老师带领或指导下按顺序探查。

2. 在肝与膈之间，可触及膈穹隆，为腹腔和腹膜腔的上界。把大网膜和小肠祥推向上方，可见盆腔上口，为腹腔的下界，并对照课本学习腹腔和腹前壁的境界。

（三）探查肝

1. 在右季肋区提起膈肌，观察肝上面的镰状韧带、冠状韧带和三角韧带。

2. 将肝向上掀起，观察胆囊。胆囊底常超出肝下缘，胆囊颈位于肝门右侧，邻接十二指肠上部。

3. 将肝向上掀起、胃向下拉，观察小网膜，其左份为肝胃韧带，右侧部为肝十二指肠韧带。肝十二指肠韧带内包有出入肝门的血管、神经及肝管。用左手示指插入网膜孔探查网膜囊。在网膜孔右侧、肝右叶下方，可摸到右肾。

（四）探查胃

1. 首先观察胃前面毗邻的脏器。

2. 把手伸至左半膈下，摸到胃底，顺胃底向右可摸到贲门和食管的腹段。

3. 沿胃小弯向右找到幽门，此处胃壁厚而硬。观察连于胃大弯的大网膜。

（五）探查脾

在左季肋区，胃的左后上方，紧贴膈肌找到脾。观察脾膈韧带、胃脾韧带、脾结肠韧带和脾肾韧带。沿脾肾韧带向左后可摸到左肾。

（六）探查膈下间隙

膈下间隙包括肝上间隙和肝下间隙。

1. 右肝上间隙

将手伸入肝右叶与膈之间，探查右肝上间隙，尽量往后伸，指尖可触及右冠状韧带。

2. 左肝上间隙

在镰状韧带的左侧，肝左叶与膈之间探查左肝上前间隙，指尖所触及为左三角韧带；然后绕过肝左叶的后缘，将手伸入肝左叶与膈之间，探查左肝上后间隙。

3. 右肝下间隙

在肝右叶下方探查右肝下间隙，该间隙向上可达肝右叶后面与膈之间，向下通右结肠旁沟，后份为肝肾隐窝，为平卧时腹膜腔的最低点，常有积液。在肝肾隐窝的下方可触及右肾上端。

4. 左肝下间隙

胃和小网膜前方为左肝下前间隙，胃和小网膜后方为左肝下后间隙，即网膜囊，可经网膜孔向左探入手指。

（七）观察结肠下区

1. 大、小肠配布

将大网膜翻向上方，可见大、小肠。大肠环绕空、回肠。

2. 确定空肠起始部的方法

将大网膜和横结肠向上翻起，提起横结肠并使横结肠系膜保持紧张。在横结肠系膜根部摸到脊柱，由此向左侧滑动，即可摸到十二指肠悬韧带，韧带附着处的肠管即为十二指肠空肠曲，标志空肠的起始。

观察小肠系膜根：将小肠全部推向右侧，观察系膜根的附着和长度。将系膜提起，对向光源，观察系膜内的血管弓。

3. 盲肠和阑尾

在右髂窝内找到盲肠，可沿其前面的结肠带向下寻找阑尾，也可提起盲肠，在其后内侧寻找阑尾。观察阑尾系膜和阑尾的位置。

4. 观察结肠

升结肠、结肠右曲、横结肠、结肠左曲、降结肠及乙状结肠围绕在小肠周围，复习结肠的特征。

5. 探查结肠下区的腹膜间隙

辨认小肠系膜两侧的左、右肠系膜窦。左肠系膜窦向下通盆腔，右肠系膜窦的下界为回肠末端，形成相对独立的间隙。在升结肠和降结肠的外侧，分别为右、左结肠旁沟，两者向下通盆腔。右结肠旁沟向上与膈下间隙相通。

（八）观察腹前壁下部的腹膜皱襞和窝

腹前壁下份内面有 5 条腹膜皱襞。脐与膀胱尖之间的腹膜襞为脐正中襞，内含脐尿管闭锁后形成的脐正中韧带。一对脐内侧襞位于脐正中襞的两侧，内含脐动脉闭锁后形成的脐内侧韧带。一对脐外侧襞分别位于左、右脐内侧襞的外侧，内含腹壁下血管，又称腹壁动脉襞。在腹股沟韧带上方，上述 5 条腹膜襞之间形成了 3 对浅凹，由中线向两侧依次为膀胱上窝、腹股沟内侧窝和腹股沟外侧窝。腹股沟内侧窝和外侧窝分别与腹股沟管浅环和深环的位置相对应。与腹股沟内侧窝相对应的腹股沟韧带的下方，有一浅凹，为股凹，是股疝发生的部位。

三、结肠上区

（一）解剖胃的血管、淋巴结和神经

1. 将肝向上拉、胃向下拉，沿胃小弯切开小网膜前层，在近贲门处寻找胃左动脉及伴

行的胃左静脉，并在此处找出该动脉所发出的食管支，并注意有无副肝动脉发出。保留沿血管排列的淋巴结。

2. 在食管腹段的前面划开腹膜，寻找迷走神经前干，并沿其向下清理胃前支和肝支。注意观察胃小弯处迷走神经、胃左动脉及胃左静脉的相互关系。

3. 沿胃小弯向右清理，找出胃右动脉，追至其起于肝固有动脉处。

4. 沿胃大弯剖开胃结肠韧带，向右分离出胃网膜右动脉，追至幽门下的胃十二指肠动脉处。向左解剖出胃网膜左动脉，追至脾门处，可见其发于脾动脉。查看胃网膜动脉的吻合、向胃大弯的分支及附近的淋巴结，注意寻找幽门下淋巴结。

（二）解剖肝十二指肠韧带、胆囊和肝外胆道

1. 纵行剖开肝十二指肠韧带的前层，在左前方解剖出肝固有动脉，向上追至肝门处，可见其分为左支和右支。

2. 自肝固有动脉右支后壁，寻找其发出的胆囊动脉，胆囊动脉经肝管后方至胆囊颈，分支分布于胆囊，注意有无变异。辨认胆囊三角的境界，验证胆囊动脉是否经过该三角。

3. 在肝固有动脉右侧，解剖出胆总管，向上清理出胆囊管和肝总管，向下追至十二指肠降部的后内侧壁。

4. 在胆总管和肝固有动脉的后面找到肝门静脉，并向上追至肝门处，向下清理至胰头上缘。

5. 修洁肝门淋巴结和出入肝门的结构，辨认它们之间的位置关系。

（三）解剖腹腔干、胰、十二指肠上半部及脾的血管

1. 将胃小弯轻轻向下牵拉，沿胃左动脉追至腹腔干。清理观察腹腔干周围的腹腔淋巴结及腹腔神经丛，由于它们包绕腹腔干，使得该动脉不易显露。

2. 清理腹腔干另外两大分支的起始部，向右清理肝总动脉和向左清理脾动脉。

3. 在胃大弯处将胃向上翻起，暴露胰腺。在胰腺上缘横行切开腹膜，找出弯曲向左行的脾动脉，向左追至脾门处，试在胰腺上缘找出脾动脉发至胰腺的分支。在胃脾韧带内清理由脾动脉发出的胃短动脉及入脾门的脾支。将胰上缘牵向前下，可见脾静脉在脾动脉下方，向右解剖脾静脉至肝门静脉处。

4. 将胃大弯翻向上方，在脾动脉中段找出胃后动脉的起始部，该动脉在网膜囊后壁腹膜之后向左上方行，继经胃膈韧带内，最后穿入胃底部近贲门侧的后壁。

5. 继而将胃向右上方翻起，在食管腹段后面寻找迷走神经后干，并沿此清理其发出的腹腔支和胃后支。

6. 在幽门的后方，找出胃十二指肠动脉，向上追其起始处（发自肝总动脉），向下清理出其分支：胰十二指肠上动脉和胃网膜右动脉。

四、结肠下区

（一）观察辨认各段肠管

1. 向上翻起大网膜，观察大肠和小肠在腹腔内的位置，寻找结肠的结肠带、结肠袋和肠脂垂。

2. 在右髂窝内寻找盲肠和回肠末端，沿盲肠的前结肠带，向下追踪阑尾根部，观察阑

尾与盲肠、回肠的关系，了解阑尾位置的常见变异；复位腹壁，观察阑尾根部的体表投影。

3. 观察升结肠、横结肠、降结肠和乙状结肠的位置和毗邻，观察横结肠和乙状结肠的系膜。

4. 将小肠袢推向右侧，在结肠左曲的右下方寻找十二指肠空肠曲；找到后将小肠袢提起，由上向下按顺序检查，直至回肠末端；试以位置、管径大小和管壁厚薄等区分空肠和回肠。

（二）解剖肠系膜上血管

1. 向上翻起大网膜、横结肠及其系膜，将空、回肠全部推向左下方，使小肠系膜紧张；暴露小肠系膜根，纵行剖开小肠系膜右层，清理出肠系膜上动脉和其右侧伴行的同名静脉。观察肠系膜淋巴结和沿血管走行的神经丛。

2. 向上追踪肠系膜上动脉，可见其起自腹主动脉，经胰与十二指肠水平部之间潜出；向上追踪肠系膜上静脉至脾静脉汇合处。

3. 在十二指肠水平部上缘，寻找胰十二指肠下动脉，并追踪至肠系膜上动脉处。

4. 在肠系膜上动脉的左缘，撕除小肠系膜的右层，解剖出由该动脉发出的空、回肠动脉，这些动脉在小肠系膜中的分支吻合成弓，动脉弓由上向下逐渐增多，1～4 级弓不等，自弓的凸缘发出直动脉至肠壁。

5. 在肠系膜上动脉右缘，由下向上依次解剖出回结肠动脉、右结肠动脉和中结肠动脉。在阑尾系膜内解剖出阑尾动脉，向上追至起始处，可见该动脉发自回结肠动脉。

6. 观察结肠内缘的边缘动脉，它是结肠动脉间的吻合支，与结肠平行。自边缘动脉发出终末动脉至结肠壁，终末动脉有长、短二支，长支行于浆膜层下，短支数目较多，大部分来自长支，也可直接发自边缘动脉。长、短二支均垂直进入肠壁。

（三）解剖肠系膜下血管

1. 将空、回肠全部推向右侧，在下腹部中线处剖开腹膜，在腹主动脉分叉处的上方约对第三腰椎前方处，找出肠系膜下动脉的起始部，然后清理其分支：由上向下依次为左结肠动脉、乙状结肠动脉和直肠上动脉。

2. 在十二指肠空肠曲的左侧，可见一纵行腹膜皱襞，切开此皱襞，寻找肠系膜下静脉，注意其向上的汇入处（脾静脉或肠系膜上静脉或两者的夹角处）。此静脉上段无动脉伴行，下段与同名动脉伴行，位于动脉的左侧。

五、腹膜后隙

（一）一般观察

清理腹后壁残存的腹膜，观察腹膜后隙的境界、交通、内容及各结构间的排列关系。

（二）解剖腹膜后隙血管和淋巴结

1. 解剖肾前筋膜

在中线附近纵行切开肾前筋膜，然后将刀柄插入切口，使肾前筋膜与深层组织分离，直至左、右肾的外侧。

2. 解剖腹主动脉和下腔静脉

肾前筋膜向内可到达腹主动脉和下腔静脉的前面，剥离肾前筋膜及其深面的疏松结缔组织即可显露腹主动脉和其右侧的下腔静脉。

3. 解剖肾动脉和肾上腺下动脉

在肠系膜上动脉的下方，肾动脉平第 2 腰椎高度，以直角发自腹主动脉。右侧者长于左侧，其位置也略低于左侧，在肾静脉后方进入肾门。肾动脉有分支至肾上腺，称肾上腺下动脉。注意有无副肾动脉存在，该动脉可起于肾动脉或腹主动脉，不经肾门而由肾的上、下端入肾。

4. 解剖肾上腺中动脉

与肠系膜上动脉约在同一高度起于腹主动脉的侧壁，向外上进入肾上腺。

5. 解剖睾丸（卵巢）动脉

在腰大肌前面切开腹膜和肾前筋膜，寻找睾丸（卵巢）静脉，在静脉旁边寻找伴行的睾丸（卵巢）动脉。睾丸动脉在肾动脉起始处的稍下方，约平第 2 腰椎高度，起自腹主动脉前壁，沿腰大肌前面行向外下，至第 4 腰椎下缘高度斜越输尿管前方，再越过髂外血管的前方，至腹股沟管深环处，进入腹股沟管，参与精索的组成。

卵巢动脉的起始部位及其在腹部的行程与毗邻，均与睾丸动脉相似，将其追至卵巢悬韧带处为止。注意观察左、右静脉的注入部位。由于睾丸（卵巢）动脉细小、静脉壁薄，再加之行程较长，容易拉断，需轻柔操作，显示主干即可。

6. 解剖膈下动脉及肾上腺上动脉

膈下动脉在膈的主动脉裂孔稍下方起自腹主动脉，行向外上方。左膈下动脉经食管腹段的后方，发支至食管腹段；右膈下动脉经下腔静脉的后方，至膈中心腱处分为前、后支，分布于膈。该动脉起始部还发出肾上腺上动脉，分布至肾上腺。

7. 解剖腰动脉

有 4 对，平对上 4 个腰椎起于腹主动脉的后壁，经腰方肌后方分布于腹壁。

8. 骶正中动脉

为单一支，在腹主动脉分叉处后壁起始后，向下行于脊柱前方，追踪至盆腔上口即可。

9. 解剖髂总动脉及其分支

腹主动脉在第 4 腰椎的前方分出左、右髂总动脉。将腹后壁下部的腹膜小心自上向下掀起，可见腹主动脉的两终支：左、右髂总动脉。伴行静脉在此处汇合形成下腔静脉。在骶髂关节的前方，髂总动脉分为髂外、内动脉。髂外动脉走向外下，接近腹股沟韧带处，发出旋髂深动脉和腹壁下动脉，本干继续下行进入股部，移行为股动脉；髂内动脉进入盆腔，在盆腔解剖中继续追踪。

10. 解剖淋巴结

小心分离腹主动脉和下腔静脉周围的腰淋巴结，分离若干个较粗的输出管，追踪至腹主动脉的后方，可见合成的较大的淋巴干即左、右腰干。在第一腰椎平面，左、右腰干汇入囊状的乳糜池，观察乳糜池的形态，其上部变细更名为胸导管，向上追踪至主动脉裂孔处。修洁腹腔干，肠系膜上、下动脉的根部，观察与血管同名的淋巴结。淋巴结周围有许多神经纤维，注意勿切断，保留待以后观察。

（三）解剖肾及其周围结构

1. 解剖观察肾的被膜

将结肠右曲、横结肠和结肠左曲翻向下方，在腹主动脉和下腔静脉外侧找出已解剖的肾前筋膜的切口，向上切至肾上腺稍上方。右肾前上方有肝，操作不易进行。将手指伸入肾前筋膜深面，使其与后面结构分离，再插入刀柄向上、下、外侧探查，了解肾筋膜前、后层的愈着关系。观察肾脂肪囊的分布，清除肾前筋膜和脂肪囊，即可见纤维囊。

2. 观察复习肾的位置、外形和毗邻

原位观察肾的位置、形态，将胃、十二指肠、胰、脾、结肠等脏器复位，观察肾前面的毗邻。将肾翻向内侧，观察肾后面毗邻的结构。

3. 解剖肾蒂

在肾门处清理出肾静脉、肾动脉和肾盂，观察三者的前、后和上、下排列关系。右肾动脉经下腔静脉后方入肾，较左肾动脉长。左肾静脉经腹主动脉前方入下腔静脉，较右肾静脉长。

4. 解剖左肾上腺

右肾上腺在肝后方不易解剖出来。重点显露左肾上腺，寻找发自腹主动脉的肾上腺中动脉，再次确认发自膈下动脉的肾上腺上动脉和发自肾动脉的肾上腺下动脉。最后试着寻找位于肾上腺前面的肾上腺静脉，追踪至其汇入肾静脉或下腔静脉处。

（四）解剖输尿管

1. 在腰部脊柱两旁揭起壁层腹膜，找出输尿管，向上修至肾盂处，向下追至入盆腔处。在腹部，睾丸（卵巢）血管经过输尿管前方；在骨盆入口处，髂血管则经过输尿管的后方。

2. 复习输尿管的经行、狭窄和与血管交叉的关系。

（五）解剖腹腔神经丛、腰丛的分支和腰交感干

1. 解剖腹腔神经丛

在腹腔干根部找出左、右两侧的腹腔神经节，该神经节形状不规则，质地坚硬。在肾动脉的起始部寻找主动脉肾节。

2. 解剖腰丛的分支

清理腹后壁残余的腹膜和肾筋膜，观察构成腹后壁的腰大肌和腰方肌。将髂腰筋膜和腰方肌筋膜清除，注意保护其深面的肋下神经和腰丛的分支。自上向下检查追踪肋下神经、髂腹下神经、髂腹股沟神经、股外侧皮神经和股神经。髂腹下神经和髂腹股沟神经在腰方肌的前面由内上斜向外下，追踪至其穿入腹横肌处；追踪股外侧皮神经和股神经至腹股沟韧带深面；在腰大肌表面寻找生殖股神经的股支和生殖支，向下追踪至腹股沟韧带处和腹股沟管深环处；在腰大肌内侧寻找闭孔神经，向下追踪至盆腔上口。

3. 解剖腰交感干

在腹主动脉左侧，沿腰大肌内侧缘找出左腰交感干，在下腔静脉后面寻找右腰交感干，探查其向上、下的延续。于腰椎体两侧各腰神经出椎间孔处，寻找和观察腰神经与腰交感干之间的灰、白交通支。

第四节　临床病例

病例1

患者，男，60岁，下腹正中包块逐渐增大3年。患者4年前因小肠疾病做过手术，术

后一年发现下腹正中出现包块，并逐渐增大，无明显腹痛。一天前剧烈咳嗽后腹部突然疼痛，位于突出的包块周围。

体格检查：腹壁稍隆，下腹正中可见一约 10cm 的手术瘢痕，腹部突出物位于手术瘢痕周围，平卧时肿块变小。

临床诊断：腹壁切口疝。

临床解剖学问题：

1. 简述腹前外侧壁手术切口选择的原则。

2. 常用的腹前外侧壁手术切口有哪些？

3. 根据腹前外侧壁的解剖结构，简述常用手术切口所经过的层次结构及其优缺点。

病例 2

患儿，男，4 岁，一周前曾发热、咳嗽。早晨突然发现右侧腹股沟区有一核桃大小的包块，呈椭圆形，平卧时消失，站立时又出现。随来院就诊。

体格检查：右腹股沟区可扪及一约 2cm×3cm 大小的包块，质软，无压痛，透光实验阴性，按压包块可还纳，包块还纳后按压深环口，包块不再出现。

临床诊断：小儿腹股沟斜疝。

临床解剖学问题：

1. 简述腹股沟疝形成的解剖学基础。

2. 如何鉴别腹股沟直疝和斜疝？

3. 简述手术治疗腹股沟斜疝的解剖学基础。

病例 3

患者，女，25 岁，因上腹部和脐周疼痛转移至右下腹，伴恶心、呕吐就诊。患者 5 小时前自感腹胀，并伴有阵发性上腹部和脐周疼痛，疼痛位置不固定。以后逐渐发展为右下腹痛，疼痛持续加重，伴恶心、呕吐、低热及全身乏力。

体格检查：右下腹肌紧张，McBurney 点有压痛、反跳痛。

临床诊断：急性阑尾炎。

临床处理：阑尾切除手术。

临床解剖学问题：

1. 阑尾炎转移性腹痛的原因是什么？

2. McBurney 点压痛、反跳痛发生的原因是什么？

3. 阑尾手术需经过哪些腹壁层次？

4. 切除阑尾时，如何寻找阑尾血管？

病例 4

患者，男，57 岁，因上腹部胀痛不适 2 月、尿色加深 1 周而就诊。患者自述 1 周前尿色加深，后发现巩膜黄染，大便颜色变浅，而且有皮肤瘙痒及食欲减退、乏力等症状。腹部 CT 扫描显示，胰头部增大，局部密度不均，可见一边界不清略低密度影，与正常胰腺组织分界不清。

临床诊断：胰头癌。

临床解剖学问题：

1. 根据胰头的毗邻，该患者出现这些症状和体征的原因是什么？

2. 除上述症状和体征外，胰头癌患者还可能出现哪些体征？

病例 5

患者，男，37 岁，曾有劳动后右腰部胀痛、不适病史，休息后缓解。这次突然再发，疼痛剧烈，呈刀割样，伴有恶心、呕吐，全身出冷汗、面色苍白，右脊肋角有压痛和叩击痛，尿液呈茶红色。

临床诊断：右肾结石。

临床解剖学问题：

1. 为什么肾结石时表现为腰部不适和疼痛？

2. 肾结石的治疗原则和手段是什么？

病例 6

患者，男，50 岁，因饮酒后驾驶摩托车摔倒后左腰部外侧撞到路边道沿石，随被"120"送至急诊室。患者神志淡漠，贫血貌，腹部膨隆，腰部疼痛，左肾区有叩痛，有肉眼血尿，血压 70/50mmHg。影像学检查提示为左肾损伤。

临床诊断：外伤性左肾破裂（闭合性）。

临床解剖学问题：

1. 体内哪些结构可对肾起到固定和保护作用？

2. 肾外伤手术治疗的原则是什么？

3. 常用的肾脏手术切口有哪些？哪种切口更适合本例手术？

第五节　临床病例问题分析答案

病例 1 答案

1. 手术切口应根据患者的疾病类型和患者的体质进行选择，理想的切口应能充分暴露手术野，使手术顺利进行，并尽可能避免产生一些术后并发症。良好的腹部切口应具备易达性、可延长性和安全性。

2. 腹前外侧壁常用的手术切口有上腹正中切口、下腹正中切口、旁正中切口、经腹直肌切口、腹直肌外侧缘切口、肋缘下斜切口、阑尾斜切口和横切口等。

3. 常用手术切口如下：

（1）正中切口经过的解剖结构自浅到深依次为皮肤、皮下组织、腹白线、腹横筋膜、腹膜外脂肪和壁腹膜。该切口的优点是经过腹壁的层次少，组织损伤少，出血少，进腹和关腹快，80% 以上的腹部手术可通过该切口完成。缺点是因腹白线血供差，愈合也较差，伤口裂开和切口疝的发生率略高。

（2）经腹直肌切口经过的解剖结构自浅到深依次为皮肤、浅筋膜、腹直肌鞘前层、腹直肌、腹直肌鞘后层、腹横筋膜、腹膜外脂肪和壁腹膜。这种切口只需要向外牵拉腹直肌以暴露手术野，从而避免了对神经、血管的损伤，手术后完整的腹直肌又可以填充于腹直肌鞘前、后两层的切口之间，能最大程度的保持腹前壁结构的完整性。但有时为了扩大手术野必须切开腹直肌，有可能造成肋间神经受损和部分腹直肌纤维瘫痪，影响腹壁强度。

（3）旁腹直肌切口经过的结构由浅到深依次为皮肤、皮下组织、腹外斜肌腱膜、腹内斜肌腱膜、腹横肌腱膜、腹横筋膜、腹膜外脂肪和壁腹膜。该切口不经过肌肉，组织损伤少，出血少。因为第7～11对肋间神经和肋下神经离开肋弓后向内下走行于腹内斜肌和腹横肌之间，进入腹直肌鞘。肌支分布于肋间肌和腹前外侧壁诸肌，皮支分布于胸腹壁皮肤以及胸膜、腹膜的壁层。该切口的缺点是容易损伤从腹直肌外侧进入并支配腹直肌的神经和伴行血管，造成腹直肌瘫痪，进而导致腹前壁肌张力下降，可能出现术后切口疝。

（4）经阑尾 McBurney 点（也称麦氏点）切口进入腹膜腔由浅入深依次为皮肤、Camper 筋膜、Scarpa 筋膜、腹外斜肌及其腱膜、腹内斜肌、腹横肌、腹横筋膜、腹膜外脂肪和壁腹膜。该切口为阑尾切除术的常用切口，但经过的肌肉较多，且可能误伤髂腹下神经。

病例2答案

1. 腹前外侧壁的各层次结构中，肌肉对腹腔内脏器的保护作用最为重要。腹前外侧壁的肌肉具有以下特点：腹外斜肌在腹股沟区移行为腱膜，并在下部形成腹股沟管浅环；腹内斜肌与腹横肌下部肌纤维起于腹股沟韧带的外侧 2/3 到 1/3，故腹股沟韧带内侧半的上方缺少肌纤维，有精索或子宫圆韧带通过，为腹壁的薄弱区。在人体直立时，该区所承受的腹内压是平卧时的四倍，故为疝的好发部位。

此薄弱区实为肌肉、筋膜、韧带或腱膜之间的潜在性肌肉裂隙，称为腹股沟管，位于腹股沟韧带内侧半上方，具有四壁和两个开口。上壁为腹内斜肌和腹横肌形成的弓状缘；下壁为腹股沟韧带；前壁为腹外斜肌腱膜，外侧有腹内斜肌纤维加强；后壁为腹横筋膜，内侧有腹股沟镰加强。外口为腹股沟管浅环，又称皮下环，是腹外斜肌腱膜在耻骨结节外上方形成的三角形裂隙；内口为腹股沟管深环，又称腹环，为腹横筋膜向外形成的一个卵圆形突口，位于腹股沟韧带中点上 1.5cm 处。

腹股沟区的另一个薄弱区为腹股沟三角，外侧界为腹壁下动脉，内侧界为腹直肌的外侧缘，下界为腹股沟韧带。该三角内无肌纤维，腹横筋膜又较薄弱，加之腹股沟管浅环恰好位于此三角，是腹股沟区疝的另一好发部位。

2. 临床上在腹内压增高时（如咳嗽、打喷嚏、小儿啼哭、举重等），腹腔内容物从腹股沟三角突出为腹股沟直疝，而从腹股沟管突出的则为腹股沟斜疝。临床手术中可通过疝颈与腹壁下动脉的关系来加以鉴别，如疝颈位于该动脉的外侧即为斜疝，位于内侧即为直疝。原因为腹壁下动脉构成了腹股沟三角的外侧界，且腹股沟管深环位于该动脉外侧的腹股沟外侧窝内。

此外，手术前还可根据斜疝和直疝的不同表现做出初步的鉴别判断。例如直疝好发于老年人，疝不进入阴囊，疝块外形为半球形，按压住深环后增高腹内压疝块仍可突出；而斜疝多见于儿童和青壮年，疝可进入阴囊，疝块外形为椭圆形或梨形，疝回纳后压住深环增高腹内压疝块不再突出。

3. 腹股沟斜疝手术原则为将突出的腹腔内容物还纳后行疝囊高位结扎和疝修补。对小儿仅做疝囊高位结扎，以免影响精索和睾丸的发育和破坏腹股沟管的生理性掩闭机制。

随着斜疝的发展，深环逐渐被撑大，腹膜强度进一步减弱。因此在疝囊高位结扎后必须行疝修补术。疝修补应包括两部分：即修补被撑大的环和修补腹股沟管的薄弱部位。缝合凹间韧带可使内环缩小。

腹股沟管薄弱部位修补的主要术式有加强前壁的 Ferguson 法，该方法在精索前面将腹内斜肌下缘、腹横腱膜弓和联合腱缝合到腹股沟韧带，适用于较小和腹股沟管后壁尚健全的斜疝。

另一种常用的方法为加强腹股沟管后壁的 Bassini 法，该方法将精索游离提起，于其深面将腹内斜肌下缘、腹横腱膜弓和联合腱缝合到腹股沟韧带以增强腹股沟管后壁，精索被移位到腹内斜肌和腹外斜肌腱膜之间，适用于较大的和腹股沟管后壁强度减弱的斜疝。

在斜疝修补时，应注意保护髂腹股沟神经和生殖股神经的生殖支，因为这两条神经均穿过腹股沟管，并经浅环穿出。此外，还应注意保护睾丸动脉和蔓状静脉丛。

病例 3 答案

1. 转移性腹痛是急性阑尾炎的典型症状，表现为早期疼痛位于上腹部和脐周，之后疼痛转移并固定于右下腹，并持续性加重。阑尾的痛觉属于内脏感觉，其纤维多与交感神经伴行传入 $T_{(8,9)10} \sim L_1$ 脊髓节段，因而早期阑尾阻塞后，管腔扩张和管壁肌肉收缩引起的内脏牵涉性痛阈高、感觉弥散，出现在 T_{10} 脊神经所分布的脐周范围。随着病程进展，炎症侵及阑尾浆膜，刺激局部壁腹膜而引起躯体神经性痛，疼痛剧烈，定位准确，表现为右下腹的局部压痛。

2. McBurney 点是阑尾根部的体表投影，位于脐与右髂前上棘连线的中、外 1/3 交界处。此处的压痛、反跳痛是壁腹膜受到炎症刺激的一种防御性反应，常提示阑尾炎已发展到化脓、坏疽或穿孔的阶段。McBurney 点压痛、反跳痛是急性阑尾炎的重要体征。

3. 阑尾手术常采用阑尾斜切口，即经脐与右髂前上棘连线的中、外 1/3 交界处，并与连线垂直的切口。该手术切口依次经过的腹部层次有：皮肤、浅筋膜（Camper 筋膜、Scarpa 筋膜）、腹外斜肌及其腱膜、腹内斜肌、腹横肌、腹横筋膜、腹膜外组织及壁腹膜。切开腹壁的过程中，应注意保护穿经腹壁的髂腹下神经和髂腹股沟神经。

4. 阑尾动脉起于回结肠动脉或其分支盲肠前、后动脉，经回肠末端后方分布于阑尾。阑尾静脉与同名动脉伴行，经回结肠静脉、肠系膜上静脉，最后汇入肝门静脉。阑尾系膜是将阑尾系连于肠系膜下方的双层腹膜结构，内有出入阑尾的血管、淋巴管及神经走行于系膜的游离缘，故阑尾切除时，应从系膜游离缘进行血管结扎。

病例 4 答案

1. 胰头位于第 2 腰椎右侧，其上、右、下三面被十二指肠所环绕；前有横结肠系膜；后有胆总管、下腔静脉和右肾静脉。胰头癌早期因胰管梗阻致管腔内压增高，易出现上腹不适，或隐痛、钝痛、胀痛等表现。随着肿块增大，胆总管或十二指肠降部受压可引起胆道梗阻症状，黄疸可早期出现，一般呈进行性加重，尿色逐渐加深呈酱油色，大便的颜色随黄疸的加深而变浅，最后成陶土色。多数患者可因梗阻性黄疸而皮肤瘙痒。中晚期肿瘤若向后侵及腹腔神经丛，则可出现持续性剧烈腹痛，向腰背部放射。胰腺癌患者早期即可有食欲减退、消瘦、乏力等表现，晚期可出现恶液质，或者癌肿侵及十二指肠后出现消化道梗阻或消化道出血。

2. 患者还可能出现下列体征。①肝、胆囊肿大：胰头癌直接压迫肝外胆道，或由于转移淋巴结的压迫、胆管的粘连、扭曲等原因，可造成肝内外胆管和胆囊扩张以及肝脏的胆汁淤积性肿大。②腹部肿块：胰腺深藏于腹后壁难摸到，如已摸到胰腺肿块，多属进行性或晚期。③腹水：腹水一般出现在胰腺癌的晚期，多为癌的腹膜浸润、扩散所致；由于肿瘤或转移淋巴结压迫门静脉也可引起腹水；另外，营养不良低蛋白血症也是引起腹水的原因之一。

病例 5 答案

1. 疼痛部位多为腰部与肾的位置有关。肾为腹膜外位器官，位于腹膜后隙，腰段脊柱的两侧，腰大肌和腰方肌的前方。肾的体表投影位于两条垂线和两条横线所围成的四边形内：两条垂线经过后正中线两侧 2.5cm 和 7.5~8.5cm 处；两条横线经过第 11 胸椎和第 3 腰椎的棘突。当肾发生病变时，多在此四边形区域内有疼痛或肿块等异常表现。肾门在腹后壁的投影位于脊肋角，因此，肾病变时，脊肋角可有压痛或叩击痛。

肾结石引起的疼痛与结石的大小、活动度有关。较小的结石常因停留或嵌顿于狭窄处造成平滑肌痉挛、梗阻甚至感染从而引起疼痛。尿路结石引起的疼痛可为钝痛或绞痛。50% 的患者都有间歇性发作的历史。疼痛部位位于背肋部、腰部或腹部，可为间断性疼痛或持续性疼痛。疼痛时，可仅为腰部不适或胀痛，活动或劳累可诱发或加重。肾绞痛为一种刀割样剧痛，患者剧痛难忍，常伴随大汗、恶心、呕吐或腹胀。

2. 肾结石的治疗不仅要解除疼痛，解除结石引起的尿路梗阻，保护肾功能，而且应尽可能找到并解除病因，防止结石复发。根据每个患者的全身状况、结石大小、结石成分、有无梗阻、感染、积水、肾实质损害程度以及结石复发趋势等，制订具体的防治方案。治疗手段有体外冲击波碎石、腔内技术取石、外科手术治疗、结石病因治疗、溶石治疗等。

病例 6 答案

1. 对肾起到固定和保护作用的结构包括：肾脏前面有腹壁和腹腔内脏器的保护，后面有腰大肌、腰方肌、腰椎椎体、第 11、12 肋骨的保护。固定和保护肾脏的主要结构还有肾的三层被膜：肾筋膜、脂肪囊和纤维囊。肾筋膜还发出许多纤维束，穿过脂肪囊与纤维囊相连，对肾有一定的固定作用。此外，肾蒂内结构、肾上腺等结构也对肾起到某种程度的固定和保护作用。

2. 轻微肾挫伤经短期休息可以自愈，多数肾挫裂伤可采用保守疗法治疗。但严重的肾裂伤、肾碎裂和肾蒂损伤应及早手术。手术前确定对侧肾的状况非常重要，有助于确定手术方案。按肾损伤的程度确定手术类型，包括肾修补术或部分肾切除术。只有在肾产生碎裂或肾血管撕裂，无法修复，而对侧肾功能良好时，才实行全肾切除。

3. 肾位于腹膜后隙，属于腹膜外位器官，肾脏手术切口常用的有不进入腹膜腔的第 12 肋下切口、第 12 肋骨切除切口、第 11 肋间切口以及腹前外侧壁切口经腹膜外到达肾脏，少数情况下采用腹前外侧壁切口经腹膜腔进入肾脏。

本病例为肾外伤，有可能合并其他腹部脏器损伤，还需要根据肾脏损伤程度决定手术类型。因此本例手术需要探查，一般宜经腹部切口入内。在探查并处理腹腔脏器损伤后，切开后腹膜，显露并阻断肾动脉，再切开肾脂肪囊，探查肾脏。一般在脂肪囊内切除肾脏，情况严重时将肾被膜和肾一并切除。

（杨蓬勃　靳　辉　梁影村）

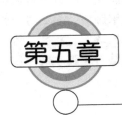

第五章　盆部与会阴

第一节　学习目的

一、掌握

1. 盆膈的构成。

2. 膀胱的位置、毗邻、血管、淋巴引流和神经支配。

3. 子宫的位置、固定装置、形态、毗邻、血管、淋巴引流和神经支配。子宫动脉与输尿管盆段的位置关系。

4. 直肠的位置、形态、毗邻、血管、淋巴引流和神经支配。

5. 前列腺的形态、毗邻、血管、淋巴引流。

6. 尿生殖膈的构成、会阴浅隙与会阴深隙构成及其内容。

7. 坐骨肛门窝的位置、境界和内容。

8. 肛管的形态结构、血管、淋巴引流和神经支配。

二、熟悉

1. 髂总血管、髂内动脉在盆部的行程、分支和分布。

2. 盆腔淋巴结的名称、位置及注流。

3. 盆筋膜的配布和间隙。

4. 阴部内血管和阴部神经的分支分布。

5. 阴道、卵巢、输卵管的位置。

6. 输精管、精囊腺的位置。

7. 男性尿道破裂外渗时与尿生殖三角筋膜的关系。

8. 阴囊的层次结构。

三、了解

1. 盆部与会阴的表面解剖

2. 盆部与会阴的境界与区分。

3. 骨盆整体观、骨盆的组成，大小骨盆的区分。

4. 盆底肌的配布。

5. 骶丛、盆内脏神经的位置和分布。

6. 尿生殖三角区的层次结构特点。

7. 肛门三角的结构特点。

第二节　学习要点

一、盆部

盆部 pelvis 是由骨盆、盆壁肌、盆底肌及其筋膜共同构成的盆腔及盆腔内的脏器所组成的。盆内脏器包括泌尿系、生殖系以及消化系的盆内部分，它们的排列关系是：前方为膀胱及尿道，后方是直肠，两者之间为内生殖器。在男性有输精管、精囊腺及前列腺；女性为卵巢、输卵管、子宫及阴道。覆盖于盆腔脏器表面的腹膜，男性在膀胱和直肠之间形成**直肠膀胱陷凹** rectovesical pouch；女性在膀胱与子宫和子宫与直肠之间形成**膀胱子宫陷凹** vesicouterine pouch 和**直肠子宫陷凹** rectouterine pouch 或 Douglas 腔。

（一）盆膈

盆膈 pelvic diaphragm 由**肛提肌** levator ani、**尾骨肌** coccygeus 及覆盖于两肌上、下面的**盆膈上筋膜** superior fascia of the pelvic diaphragm 和**盆膈下筋膜** inferior fascia of the pelvic diaphragm 构成。它封闭骨盆下口的大部分，仅其前方两侧肛提肌前内缘之间留有一狭窄裂隙，称盆膈裂孔，其下方由尿生殖膈封闭。盆膈后部有肛管通过。

（二）盆筋膜与盆筋膜间隙

1. 盆筋膜 pelvic fascia

盆筋膜可分为盆壁筋膜和盆脏筋膜。

（1）**盆壁筋膜** parietal pelvic fascia（盆筋膜壁层）　覆盖盆壁的内表面，向上与腹内筋膜相延续。

1）闭孔筋膜：覆盖闭孔内肌表面，从耻骨体盆腔面至坐骨棘之间的筋膜呈线形增厚形成**肛提肌腱弓** tendinous arch of levator ani。

2）梨状肌筋膜：覆盖梨状肌表面。

3）**骶前筋膜** presacral fascia（Waldeyer 筋膜）：覆盖骶骨前面。骶前筋膜与骶骨间有骶正中动脉、骶外侧静脉和骶静脉丛。

（2）**盆脏筋膜** visceral pelvic fascia（盆筋膜脏层）　盆内脏器穿过盆膈和尿生殖膈时，盆壁筋膜呈鞘状包裹脏器形成。盆脏筋膜与盆壁筋膜相交处的致密筋膜称为**盆内筋膜** endopelvic fascia。

1）**前列腺鞘** sheath of prostate：包裹前列腺的部分。

2）**直肠膀胱隔** rectovesical sputum：在男性位于直肠与膀胱、前列腺、精囊及输精管壶腹之间呈冠状位的结缔组织隔。在女性，此隔位于直肠与阴道之间，称**直肠阴道隔** rectovaginal sputum。

2. 盆筋膜间隙

（1）**耻骨后间隙** retropubic space　也称膀胱前隙，位于耻骨联合与膀胱之间，其间有大量疏松结缔组织和静脉丛。耻骨上腹膜外引流，膀胱、子宫下部手术均可经此间隙进行，可避免损伤腹膜。

（2）**直肠系膜** mesorectum　是指包裹直肠的疏松结缔组织、脂肪、直肠上动脉及分支、直肠上静脉及属支、沿直肠上动脉行走和排列的淋巴管和淋巴结，这些包裹直肠的组织和结构被称为直肠系膜。呈圆柱状，上自第 3 骶椎前方，下达盆膈。直肠系膜外覆一层直肠的脏筋膜，称为直肠系膜筋膜。该筋膜为直肠癌外科手术完整分离直肠系膜提供了切割平面。

（三）髂内动脉

髂内动脉 internal iliac artery 在骶髂关节前方起自**髂总动脉** common iliac artery，斜向内下进入盆腔，至坐骨大孔上缘处分为前、后两干。前干分支多至脏器，后干分支只至盆壁。

1．壁支

髂腰动脉 iliolumbar artery

骶外侧动脉 lateral sacral artery　　}起自后干

臀上动脉 superior gluteal artery

臀下动脉 inferior gluteal artery

闭孔动脉 obturator artery

2．脏支

膀胱上动脉 superior vesicle artery

　　　　（起自脐动脉近侧段）

膀胱下动脉 inferior vesicle artery　　}起自前干

子宫动脉 uterine artery

输精管动脉 artery of ductus deferens

直肠下动脉 inferior rectal artery

阴部内动脉 internal pudendal artery

（四）直肠

1．位置

直肠 rectum 位于盆腔后部，上平第 3 骶椎续乙状结肠，沿骶骨前面下降，穿过盆膈延续为肛管。直肠的上部在前面和两侧面有腹膜覆盖，属腹膜间位；中部（第 4 ~ 5 骶椎高度）仅前方有腹膜覆盖，属腹膜外位；下部无腹膜覆盖。

2．毗邻

直肠后面借疏松结缔组织与骶、尾骨和梨状肌邻接，其间有直肠上血管、骶静脉丛、骶丛、盆内脏神经和骶交感干等。前面的毗邻有明显的性别差异，男性直肠前面隔直肠膀胱陷凹与膀胱底上部、精囊、输精管壶腹相邻，如直肠膀胱陷凹有炎性液体，常以直肠指检以帮助诊断。腹膜反折线以下与膀胱底下部、精囊、输精管壶腹及前列腺之间隔以直肠膀胱隔；女性隔直肠子宫陷凹与子宫和阴道穹后部相邻，腹膜反折线以下有直肠阴道隔与阴道分隔。两侧借直肠侧韧带连于盆侧壁。

3．血管、淋巴和神经

（1）动脉　①**直肠上动脉** superior rectal artery 来自肠系膜下动脉，行于直肠两侧壁供给直肠上部；②**直肠下动脉** inferior rectal artery 来自髂内动脉，其分支分布于直肠下部和肛管上部；③**骶正中动脉** median sacral artery 分布于直肠后壁。

（2）静脉　与同名动脉伴行。此外在黏膜下和肛管皮下与肌层表面分别形成直肠肛管内静脉丛和直肠肛管外静脉丛，两丛之间有广泛的吻合。直肠肛管内静脉丛易发生静脉曲张形成痔，在齿状线以上者称为内痔，以下者称为外痔。

（3）淋巴引流　直肠上份的淋巴管注入肠系膜下淋巴结；下份的淋巴管注入髂内淋巴结，部分向后注入骶淋巴结。

（4）神经支配　直肠和肛管齿状线以上由来自上腹下丛和盆丛的交感神经及来自盆内脏神经的副交感神经支配。

（五）膀胱

1. 形态与分部

膀胱 urinary bladder 空虚时呈三棱锥形，可区分为尖、体、底、颈四部，但各部间无明显分界。

2. 位置与毗邻

膀胱的位置随年龄及盈虚状态而不同。空虚时位于小骨盆腔的前部，充盈时则上升至耻骨联合上缘以上。膀胱前邻耻骨联合和耻骨支，其间为耻骨后隙；外下接肛提肌、闭孔内肌及其筋膜，其间为膀胱旁组织，内有输尿管盆部及血管神经穿行；膀胱底上部在男性借直肠膀胱陷凹与直肠相邻，在腹膜返折线以下的膀胱底接精囊和输精管壶腹；在女性借膀胱阴道隔与子宫和阴道相邻接。上面覆有腹膜，与肠袢相邻，女性有子宫伏于其上。膀胱颈在男性接前列腺，女性与尿生殖膈相邻。

3. 血管、淋巴及神经

（1）动脉　①**膀胱上动脉** superior vesical artery 发自脐动脉近侧端，分布于膀胱上、中部；②**膀胱下动脉** inferior vesical artery 发自髂内动脉，分布于膀胱底、精囊、输尿管盆部下份。

（2）静脉　起自膀胱和前列腺两侧的膀胱静脉丛，注入髂内静脉。

（3）淋巴引流　膀胱前部淋巴注入髂内淋巴结；膀胱三角及后部淋巴注入髂外淋巴结。

（4）神经　①交感神经经盆丛随血管至膀胱，使膀胱平滑肌松弛，尿道内括约肌收缩而储尿；②副交感神经来自盆内脏神经，支配膀胱逼尿肌、尿道括约肌，与排尿有关；③阴部神经支配与意识性控制排尿有关的尿道括约肌（女为尿道阴道括约肌）。

（六）前列腺

1. 形态与毗邻

前列腺 prostate 位于膀胱与尿生殖膈之间，呈前后稍扁的栗子形，可分为底、体、尖三部。前列腺底与膀胱颈邻接，前部有尿道穿入，后部有一对射精管穿入。前列腺尖与尿生殖膈接触，两侧有前列腺提肌绕过。前列腺体前面有耻骨前列腺韧带，与耻骨后面相连，后面正中线有一纵行的前列腺沟，借直肠膀胱隔与直肠壶腹相隔。直肠指检时，向前可触及前列腺。

2. 分叶

前列腺一般分为5叶，即前、中、后及左、右两侧叶。中叶位尿道后方，增生后可压迫尿道，产生排尿困难。后叶位于射精管、中叶和左、右侧叶的后方，是前列腺癌的好发部位。

3. 组织学分区

前列腺腺体部分划分为：①移行区（围绕尿道前列腺部近侧段的两侧）是前列腺增生的好发部位；②中央区（尿道前列腺部近侧段的后方）；③周围区（前列腺的后方、左右两侧及尖部）为前列腺炎和前列腺癌的好发部位；④纤维肌性基质（位于腺体及尿道的前部）。

4. 被膜

前列腺表面包裹着薄而坚韧的**前列腺囊** capsule of prostate。周围有盆筋膜形成的**前列腺鞘** sheath of prostate。前列腺鞘与囊之间有静脉丛以及动脉、神经的分支。前列腺切除术时，腺体应由囊内取出，避免伤及静脉丛。

5. 血管和神经

动脉来源多，有膀胱下动脉、输精管动脉和直肠下动脉的分支。前列腺静脉丛接受阴茎背深静脉，向后经膀胱下静脉汇入髂内静脉。神经来自盆丛的前列腺神经丛，位于前列腺囊外。

（七）子宫

1. 形态和分部

子宫 uterus 前后稍扁，呈倒置的梨形，可分为底、体、颈、峡四部。子宫颈分为阴道部及阴道上部。体与颈之间的狭窄部分为峡。

2. 位置

子宫位于盆腔的中央，膀胱与直肠之间。子宫底位于小骨盆入口平面以下，子宫颈在坐骨棘平面以上。成年女性子宫正常姿势呈轻度的前倾和前屈位。后倾后屈为不孕的原因之一。

3. 毗邻

前隔膀胱子宫陷凹与膀胱相邻，后隔直肠子宫陷凹与直肠相邻，故借直肠指诊可了解分娩过程中子宫颈扩大的程度。上方游离与肠袢相邻，两侧有子宫阔韧带、输卵管、卵巢固有韧带等。

4. 韧带

（1）**子宫阔韧带** broad ligament of uterus 是子宫两侧与盆侧壁之间的双层腹膜皱襞。上缘游离，内含输卵管；下缘附着于盆底，子宫颈两侧的结缔组织中有输尿管、子宫血管经过。子宫阔韧带可限制子宫向两侧移动。卵巢也被子宫阔韧带包被，且形成卵巢系膜。

（2）**子宫圆韧带** round ligament of uterus 起自子宫角，在子宫阔韧带内向前外侧弯行，通过腹股沟管，止于阴阜及大阴唇皮下。子宫圆韧带维持子宫前倾位。

（3）**子宫主韧带** cardinal ligament of uterus 连于子宫颈两侧与盆侧壁之间，由子宫阔韧带基部反折处的纤维结缔组织和平滑肌纤维构成。子宫主韧带维持子宫颈正常位置，防止向下脱垂。

（4）**骶子宫韧带** sacrouterine ligament 起自子宫颈上部后面，向后绕过直肠，附着于骶骨前面，腹膜覆盖其表面形成直肠子宫襞。骶子宫韧带牵子宫颈向后上、维持前屈位。

5. 血管、神经和淋巴

（1）**子宫动脉** uterine artery 起自髂内动脉，沿盆侧壁向前内下方行于子宫阔韧带两层间，在距子宫颈外侧 2cm 处（阴道穹侧部的外上方），横越输尿管盆部的前上方，沿子宫侧缘迂曲上行至子宫角，分支有输卵管支、卵巢支和阴道支，营养子宫、输卵管、卵巢及阴道。子宫切除术中结扎子宫动脉时，切勿损伤输尿管。

（2）**子宫静脉** uterine vein　平子宫口高度，起自子宫阴道静脉丛，注入髂内静脉。

（3）**淋巴**　子宫的淋巴回流广泛，各部淋巴引流方向如下：

```
子宫底 ─────────────→ 沿卵巢血管 ─────────→ 腰淋巴结
                上部 ─→ 沿子宫圆韧带 ──────→ 腹股沟浅淋巴结
子宫体 {
                下部 ─→ 沿子宫血管 ───────→ 髂内、外淋巴结
子宫颈 ─────────────→ 沿骶子宫韧带 ──────→ 骶淋巴结或髂总淋巴结
```

二、会阴

广义**会阴** perineum 是指盆膈以下封闭骨盆下口的全部软组织，呈菱形，境界与骨盆下口一致，前为耻骨联合下缘，后为尾骨尖，两侧为耻骨弓、坐骨结节和骶结节韧带。两侧坐骨结节的连线分会阴为前下方的尿生殖区和后上方的肛区。

狭义会阴是指肛门与外生殖器（男性系指阴茎根，女性系指阴道前庭后端）之间的区域，又称产科会阴。

（一）尿生殖膈

尿生殖膈 urogenital diaphragm 由尿生殖膈上、下筋膜和其间的会阴深横肌、尿道膜部括约肌（尿道阴道括约肌）共同构成，封闭尿生殖区。男性有尿道通过，女性有尿道和阴道通过。

（二）尿生殖区层次结构

1. 男性尿生殖区

男性尿生殖区的层次结构特点明显，具有临床意义。

（1）浅层结构　皮肤被以阴毛，富有汗腺及皮脂腺。浅筋膜称**会阴浅筋膜** superficial fascia of perineum 或 Colles 筋膜，覆盖于会阴肌浅层和各海绵体的下面。会阴浅筋膜前上方与阴囊肉膜、阴茎浅筋膜以及腹前外侧壁的浅筋膜深层（Scarpa 筋膜）相延续，两侧附着于耻骨弓以及坐骨结节，后方在会阴浅横肌后缘与深筋膜相愈合。

（2）深层结构　包括深筋膜和会阴肌等。深筋膜可分浅层的**尿生殖膈下筋膜** inferior fascia of urogenital diaphragm 和深层的**尿生殖膈上筋膜** superior fascia of urogenital diaphragm，两侧附着于耻骨弓上，后缘与会阴浅筋膜愈着。

（3）**会阴浅隙** superficial perineal space　位于会阴浅筋膜与尿生殖膈下筋膜之间。此隙向前开放，与阴囊、阴茎和腹壁相通。在浅隙内，有一对阴茎脚（表面被坐骨海绵体肌覆盖）、尿道球（表面被球海绵体肌覆盖）、一对会阴浅横肌、会阴神经、会阴动脉及分支（会阴横动脉和阴囊后动脉）及伴行的静脉。

（4）**会阴深隙** deep perineal space　位于尿生殖膈上、下筋膜之间。此隙封闭，其内有会阴深横肌、尿道膜部括约肌、尿道膜部、尿道球腺、阴茎神经，阴茎动脉及分支（阴茎背动脉和阴茎深动脉）及伴行的静脉。

2. 女性尿生殖区

女性尿生殖区层次结构基本与男性相似，会阴浅、深隙因尿道和阴道通过，有以下

特点：

（1）会阴浅隙　两侧有阴蒂脚、坐骨海绵体肌，内侧有前庭球、前庭大腺、尿道、阴道下部。

（2）会阴深隙　尿道、阴道下部通过，周围有尿道阴道括约肌。

此外，女性尿生殖区血管神经来源、行程和分布以及淋巴引流也基本与男性一致，仅阴茎和阴囊的血管神经变为阴蒂和阴唇的血管神经。

（三）阴囊

阴囊 scrotum 是悬于耻骨联合下方的囊袋状结构，其内腔被阴囊中隔分隔左、右两部，分别容纳左、右睾丸、附睾及精索下段等。

1. 层次结构

阴囊从外向内依次可分为：

（1）**皮肤**　薄而柔软，生有阴毛。

（2）**肉膜** dartos coat　是阴囊的浅筋膜，含有平滑肌纤维，在中线上发出**阴囊中隔** septum of scrotum。

（3）**精索外筋膜** external spermatic fascia　与腹外斜肌及其腱膜相续。

（4）**提睾肌** cremaster　与腹内斜肌、腹横肌及其腱膜相续。

（5）**精索内筋膜** internal spermatic fascia　与腹横筋膜相续。

（6）**睾丸鞘膜** tunica vaginalis of testis　来自壁腹膜，包裹睾丸和附睾，可分壁、脏两层，脏、壁两层之间形成鞘膜腔。

2. 血管、神经和淋巴

（1）动脉　来自阴部外动脉、阴囊后动脉和精索外动脉。

（2）静脉　与动脉伴行，分别汇入股静脉、髂内静脉和髂外静脉。

（3）神经　来自髂腹股沟神经、生殖股神经的生殖支、会阴神经的阴囊后神经和股后皮神经的会阴支。

（4）淋巴　注入腹股沟浅淋巴结。

（四）肛区

肛区又称为肛门三角，此区内的主要结构有肛管和坐骨肛门窝。

1. 肛管 anal canal

肛管上续直肠，向下止于**肛门** anus，长约4cm，平时处于收缩状态。

（1）肛门括约肌　位于肛管周围，包括肛门内括约肌和肛门外括约肌。

1）**肛门内括约肌** sphincter ani internus：为平滑肌，是肛管壁内环行肌层增厚形成，协助排便。

2）**肛门外括约肌** sphincter ani externus：为横纹肌，环绕肛门内括约肌周围，分为：①皮下部，肛管下端皮下，肌束环形。手术伤及不引起大便失禁；②浅部，皮下部深面，肌束围绕肛门内括约肌下部；③深部，浅部上方，肌束环绕肛门内括约肌上部。

（2）**肛直肠环** anorectal ring　由肛门外括约肌浅部和深部与耻骨直肠肌、肛门内括约肌及直肠壁纵行肌下部在肛管与直肠移行处的外面共同构成，对肛管起重要的括约作用。手术时伤及，可引起大便失禁。

2. 坐骨肛门窝

（1）位置　**坐骨肛门窝** ischioanal fossa 也称**坐骨直肠窝** ischiorectal fossa，左、右各一，位于坐骨结节与肛管之间，呈锥形腔隙，尖向上，底朝下。

（2）境界　一尖一底四壁。

内侧壁：肛门外括约肌、肛提肌、尾骨肌及盆膈下筋膜。

外侧壁：坐骨结节、闭孔内肌及其筋膜。

前壁：会阴浅横肌及尿生殖膈后缘。

后壁：臀大肌下缘及其筋膜和骶结节韧带。

窝尖：盆膈下筋膜与闭孔内肌筋膜汇合处。

窝底：皮肤和浅筋膜。

（3）内容　有肛管、肛门括约肌、**阴部管** pudendal canal（内有会阴部的血管、神经穿行）、淋巴管、淋巴结和大量具有弹性垫作用的脂肪组织，称**坐骨肛门窝脂体** adipose body of ischioanal fossa。坐骨直肠窝内脂肪组织的血供较差，感染时容易形成脓肿或瘘管。

阴部管为闭孔内肌筋膜分为两层包绕阴部内血管和阴部神经而构成的管，又称 Alcock 管。

（4）窝内血管、神经与淋巴

1）**阴部内动脉** internal pudendal artery：起自髂内动脉，经梨状肌下孔出盆后，绕过坐骨棘后面，穿过坐骨小孔进入阴部管，在管内分出 2~3 支肛动脉，分布于肛门周围的肌肉和皮肤；在管前端分为会阴动脉和阴茎动脉（女性为阴蒂动脉）两支进入尿生殖区。

2）**阴部内静脉** internal pudendal vein：及其属支均与同名动脉伴行，最后汇入髂内静脉。

3）**阴部神经** pudendal nerve：起自骶丛，与阴部内血管伴行进入阴部管，分为肛神经、会阴神经和阴茎神经（女性为阴蒂神经），并伴随相应的同名动脉走行与分布。阴部神经在行程中绕过坐骨棘，阴部神经阻滞麻醉时在坐骨结节与肛门连线中点经皮肤刺向坐骨棘下方。

第三节　解剖操作指导

一、解剖盆部

（一）观察盆腔脏器与腹膜的配布

1. 盆腔脏器的位置与排列关系

从盆腔内移出小肠和乙状结肠，充分显露盆腹膜腔。自盆腔上口，透过覆盖在盆内脏器和盆壁的腹膜，观察盆内器官的位置，前为膀胱，后为直肠，两者之间在女性有子宫，子宫底两侧为输卵管和卵巢；在男性有精囊、前列腺等。

2. 盆腔腹膜的配布与形成的结构

由前向后或由左向右用手探查腹膜的延续、在脏器之间转折所形成的陷凹以及腹膜形成的皱襞和系膜。

（1）在男性，壁腹膜自腹前壁向下入盆腔后，先覆盖膀胱上面、膀胱底上份、精囊和输精管，然后折转向后上，覆盖直肠中段前方及直肠上段的前面和两侧。在膀胱与直肠之间返折形成直肠膀胱陷凹，两侧为直肠膀胱襞，绕直肠两侧达骶骨前面，深面为直肠膀胱韧带。

（2）在女性，盆部腹膜经膀胱上面至膀胱底上缘后折返向上，覆盖于子宫体的前面、子宫底和子宫体后面，达阴道后穹和阴道上部的后面，再转向后上至直肠中段前面。在膀胱和子宫之间形成膀胱子宫陷凹，在直肠与子宫之间形成直肠子宫陷凹，亦称 Douglas 腔，两侧有直肠子宫襞，内为骶子宫韧带。覆盖子宫体前、后面的腹膜在子宫两侧形成子宫阔韧带，分辨其三个组成部分：卵巢系膜、输卵管系膜和子宫系膜。

（二）观察盆腔器官及其毗邻

1. 小心剥离盆腔侧壁的腹膜至盆腔脏器。

2. 膀胱贴于耻骨联合后面，膀胱尖向上延续为脐正中韧带。提起膀胱尖并拉向后方，用手指或刀柄插入膀胱和耻骨联合后面之间，探查到有大量的疏松结缔组织和脂肪，即为耻骨后隙。此间隙的底为耻骨前列腺韧带（女性为耻骨膀胱韧带），两侧为膀胱侧韧带。剔除膀胱周围残存的腹膜和结缔组织（注意保留膀胱的血管），并向两侧和前后推移膀胱体，观察膀胱的形态。从膀胱底清理输尿管盆部至髂血管前方。在男性，观察膀胱与前列腺、精囊和输精管壶腹的毗邻。由输精管壶腹逆行追踪其经输尿管前上方至腹股沟管腹环。在女性，注意观察膀胱底与子宫颈的关系。子宫伏于膀胱上面，其间为膀胱子宫陷凹。

3. 膀胱和前列腺的内部结构请观察标本。

4. 直肠的周围被直肠系膜包裹，在直肠后方最多，两侧次之，前方最少。仔细寻找紧贴直肠系膜外的直肠系膜筋膜，证实其后份与骶前筋膜相贴，两侧有盆丛相贴，前方与直肠膀胱隔（女性为直肠阴道隔）相连。在男性，观察直肠前面借直肠膀胱陷凹和直肠膀胱隔与膀胱底、前列腺、精囊和输精管壶腹分离。在女性，观察直肠前面借直肠子宫陷凹和直肠阴道隔与子宫颈和阴道后穹及阴道相隔。

5. 直肠内部结构请观察标本。

6. 在女性，沿卵巢血管向下追至入卵巢处，并分离卵巢悬韧带内的结构。用刀背轻轻将盆侧壁腹膜向内分离至膀胱、子宫、直肠的外侧，使输卵管、卵巢随同子宫阔韧带基部与深面结构分离。注意保留一侧子宫阔韧带两层完整，同时，暴露深面的血管、神经、输尿管和子宫圆韧带。清理输尿管至膀胱底部，注意在子宫颈外侧约 2cm 处有子宫动脉在其前方跨过。追踪子宫圆韧带至子宫角。在子宫颈两侧确认向外侧延伸至盆壁的主韧带。在直肠子宫陷凹两侧的直肠子宫襞深面找到骶子宫韧带。

7. 观察卵巢的形态、位置和毗邻；输卵管的分部，各部的形态；子宫的位置、形态、毗邻关系及与固定子宫位置有关韧带的起止和行径。

8. 子宫内腔和阴道观察标本。

（三）盆部血管的解剖

1. 在乙状结肠系膜右侧缘剥离腹膜，找出肠系膜下动脉，向下追踪直肠上动脉入盆腔。直肠上动脉和静脉经直肠后方的直肠系膜达直肠壁。

2. 沿髂内动脉前干追踪直肠下动脉达直肠两侧，向内横穿直肠系膜筋膜和直肠系膜达肠壁。注意保留直肠后面和两侧的上腹下丛和下腹下丛（盆丛）、骶骨前面的交感干骶部。

3. 沿正中线切开骶前筋膜，在骶骨前面正中为骶正中动脉，两侧有骶外侧静脉和骶静脉丛。

4. 在腹后壁追踪髂总动脉至骶髂关节处，可见于此处分为髂内、外动脉。清理髂内动脉及其前、后干发出到盆壁和盆内脏器的各条分支。前干发出脐动脉、膀胱上动脉、膀胱下动脉、输精管动脉、子宫动脉、闭孔动脉、直肠下动脉、阴部内动脉和臀下动脉；后干发出髂腰动脉、骶外侧动脉和臀上动脉。髂内动脉分支变异较多，脏支应尽可能解剖到脏器或脏器附近，然后再加以确认。与动脉伴行静脉和沿血管排列的淋巴结群观察后可结扎清除，注意保留神经丛。

（四）解剖盆部神经

1. 解剖骶丛

在腰大肌内侧缘深面，循腰骶干向下，解剖出位于梨状肌前方、髂血管深面的骶丛，清除骶丛表面的结缔组织，观察其全貌。

2. 解剖盆丛和骶交感干

在第 5 腰椎体前确认上腹下丛（盆丛）；在骶前孔内侧寻找骶交感干，向下追寻连接两侧骶交感干位于尾骨前方的奇神经节。

3. 解剖闭孔神经和股神经

在腰大肌下部的内侧缘和外侧缘分别找出闭孔神经和股神经，前者追踪至闭膜管，后者追踪至肌腔隙。

二、解剖会阴

（一）切口

参照图 3 做切口。

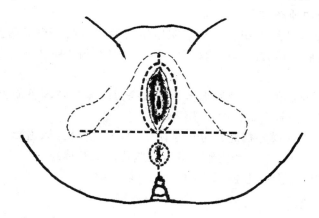

图 3　会阴皮肤切口

1. 吊起下肢，摆向两边（即膀胱截石位）。
2. 自尾骨尖向前沿正中线做一切口，环绕肛门，阴囊（小阴唇），达耻骨联合下缘。
3. 再沿坐骨结节连线做横切口，向外侧揭开皮肤。

（二）肛区

1. 用剪刀和镊子分离清除肛门周围的脂肪结缔组织，向前勿超过尿生殖区后缘，暴露肛门外括约肌及其后方的肛尾韧带，在清除时注意寻找一些细小的、起自外侧壁向肛门的横行血管和神经，即肛动脉、肛静脉和肛神经，保留之。

2. 清查围绕肛管下段的肛门外括约肌，试辨认此肌的皮下部、浅部和深部。

3. 沿肛血管和肛神经向外方追寻至坐骨肛门窝侧壁由筋膜形成的阴部管，纵行切开，显露其中的阴部内血管和阴部神经，向后追踪至坐骨小孔，向前至尿生殖膈后缘，可见它们发出会阴和阴茎（女性为阴蒂）血管和神经。

4. 清除坐骨肛门窝内所有脂肪结缔组织，修洁坐骨肛门窝的内、外侧壁，注意观察覆盖于肛提肌和闭孔内肌的筋膜。最后确认坐骨肛门窝各壁及顶。

（三）男性尿生殖区

1. 自腹股沟管皮下环向下沿阴囊前外侧纵行切开阴囊皮肤，翻起皮肤，其深面可见粉红色皮下组织即肉膜。切开肉膜，用手指或刀柄向内探查阴囊中隔，向后探查与会阴浅隙交通情况。

2. 在肉膜深面，自皮下环向下钝性分离出精索。由浅入深依次切开精索外筋膜、提睾肌和精索内筋膜，暴露出精索内结构：输精管、蔓状静脉丛、睾丸动脉和神经等。管壁坚硬的输精管位于精索后内方。在睾丸上端，打开鞘膜腔，观察鞘膜的脏、壁两层及转折延续，睾丸、附睾及输精管的起始情况。将右侧睾丸和附睾自正中矢状面切开，观察其内部结构。

3. 沿会阴缝、阴囊缝、阴茎缝切开皮肤，并翻向两侧，剔除脂肪层，显露出深面的会阴浅筋膜。将手指或刀柄沿阴囊切口深入至会阴浅筋膜深面，向两侧和后方探查会阴浅隙的范围和会阴浅筋膜附着，向前探查会阴浅隙向前开放，通向阴囊、阴茎和腹前外侧壁。

4. 按皮肤的切口割开会阴浅筋膜，敞开会阴浅隙，在坐骨结节内侧找出从后向前行至阴囊后部的会阴血管和神经。

5. 清除会阴浅隙内结缔组织，可见会阴肌浅层的三对肌：覆盖两侧的坐骨海绵体肌、正中线上的球海绵体肌和后方的会阴浅横肌。剥离坐骨海绵体肌和球海绵体肌，暴露其深面的阴茎脚和尿道球。

6. 沿着耻骨弓剥离右侧的坐骨海绵体，显露深面的尿生殖膈下筋膜。翻起坐骨海绵体时注意观察自深面进入坐骨海绵体的阴茎深动脉。

7. 切开尿生殖膈下筋膜并揭起，可见会阴肌深层：前份为尿道括约肌，后份为会阴深横肌。在会阴深横肌外侧缘、坐骨支附近寻找阴茎背动脉及神经。

8. 清除部分会阴深横肌，显露深面的尿生殖膈上筋膜。

（四）女性尿生殖区

1. 向两侧翻起大阴唇皮肤，在皮下浅筋膜中寻找自腹股沟管皮下环穿出的子宫圆韧带。清除脂肪，显示其深面的会阴浅筋膜。

2. 按皮肤切口将会阴浅筋膜切开，显露会阴浅隙，在坐骨结节内侧找出从后向前行至阴唇后部的会阴血管和神经。显露覆盖两侧的坐骨海绵体肌、阴道两侧的球海绵体肌和后方的会阴浅横肌。剥离坐骨海绵体肌和球海绵体肌，暴露其深面的阴蒂脚和前庭球，在前庭球后端附近细心寻找黄豆大小的前庭大腺。在剥离球海绵体肌时注意勿损伤前庭球。

3. 沿右侧耻骨弓剥离阴蒂脚，显露深面的尿生殖膈下筋膜。切开尿生殖膈下筋膜并揭起，暴露会阴肌深层：前份为尿道阴道括约肌，后份为会阴深横肌。在会阴深横肌外侧缘、坐骨支附近寻找阴蒂背动脉及神经。

4. 清除部分会阴深横肌，显露深面的尿生殖膈上筋膜。

第四节　临床病例

病例 1

患者，男，67 岁，4 小时前开始不能排尿、小腹痛而就诊。患者进行性排尿困难 5 年。检查小腹膨胀，给予导尿后直肠指诊可触到增大的前列腺，前列腺沟已消失。

临床诊断：前列腺增生并急性尿潴留。

临床解剖学问题：

1. 为什么经直肠可触及前列腺？

2. 前列腺增生引起进行性排尿困难及尿潴留的原因是什么？

3. 如需行前列腺切除术，常采用什么途径？

病例 2

患者，女，49 岁，肛门右侧发热且疼痛，排便和坐下时疼痛加重。医生对其肛管和直肠进行指诊后，发现患者右侧坐骨肛门窝有一突起物，挤压剧烈疼痛。

临床诊断：坐骨肛门窝脓肿。

临床解剖学问题：

1. 坐骨肛门窝位置和境界是什么？

2. 何为坐骨肛门窝脓肿？其可能扩散的范围是什么？

3. 在外科治疗坐骨肛门窝脓肿时，易损伤哪些结构？

病例 3

患儿，男，8 岁，从梯子滑下擦伤会阴部。检查发现阴囊皮肤已裂开，右侧睾丸外露，有一木刺插入右侧阴囊根部，伴有出血，损伤处阴囊皮肤感觉消失。

临床诊断：会阴部外伤。

临床解剖学问题：

1. 患儿阴囊依次损伤了哪几层才会使睾丸外露？

2. 木刺处的出血从何处来？

3. 为何损伤处皮肤出现感觉障碍？

第五节 临床病例问题分析答案

病例1答案

1. 前列腺位于膀胱与尿生殖膈之间,前列腺底与膀胱颈相邻,其前部有尿道穿入。前列腺尖与尿生殖膈接触,尿道从尖部穿出。前列腺前面邻接耻骨盆面。后面平坦,正中有前列腺沟,借直肠膀胱隔与直肠壶腹相邻。指肠指检时,可触及前列腺的大小、形态、硬度以及前列腺沟深浅,是诊断前列腺良性增生的重要手段。

前列腺分为五叶:尿道前方细小的是前叶。中叶位于尿道后方,呈上宽下窄之楔形,中叶肥大后可压迫尿道,产生排尿困难。后叶位于射精管、中叶和左、右侧叶的后方,是前列腺癌的好发部位。左、右侧叶位于前、中叶的两侧、后叶的前方。侧叶肥大也可压迫尿道引起排尿困难。

2. 前列腺增生是老年男性的常见病。尿道的前列腺部穿过前列腺。前列腺主要由腺组织、平滑肌和纤维结缔组织构成,由于老年人的退行性变,腺组织退化而结缔组织增生。随着前列腺的增生,使尿道的前列腺部弯曲、伸长,尿道受压变窄,精阜亦随增生的腺体向下移至接近尿生殖膈的尿道膜部周围的尿道括约肌,造成尿道狭窄,引起尿频、排尿迟缓、断续,尿后滴沥,排尿费力,尿线变细,终呈滴沥状等尿路梗阻症状。梗阻加重到一定程度,膀胱内尿液不能完全排尽,造成残留。残留尿液愈多,梗阻愈重,最后使膀胱失去收缩能力,造成尿潴留。

3. 前列腺增生最好的治疗是手术切除前列腺增生的部分。前列腺切除有多种途径。①耻骨上入路:切开膀胱行腺体摘除。②耻骨后入路:经耻骨后间隙,不切开膀胱而行腺体摘除。③会阴入路:经会阴尿生殖膈入前列腺区。④尿道内入路:通过膀胱镜,插入电切刀,行前列腺部分切除。常采用耻骨上经膀胱前列腺切除术。

病例2答案

1. 坐骨肛门窝,左、右各一,位于坐骨结节与肛管之间,呈锥形腔隙,尖向上,底朝下。内侧壁为肛门外括约肌、肛提肌、尾骨肌及盆膈下筋膜;外侧壁为坐骨结节、闭孔内肌及其筋膜;前界为会阴浅横肌及尿生殖膈后缘;后界为臀大肌下缘及其筋膜和骶结节韧带;窝尖为盆膈下筋膜与闭孔内肌筋膜汇合处;窝底为皮肤和浅筋膜。坐骨肛门窝内除肛管、肛门括约肌、会阴部的血管、神经、淋巴管及淋巴结外,尚有大量具有弹性垫作用的脂肪组织,称坐骨肛门窝脂体。

2. 坐骨肛门窝内脂肪组织的血供较差,临近直肠和肛管,极容易感染。坚硬的粪便可损伤肛门黏膜,引起感染,穿肛门外括约肌入坐骨肛门窝,形成脓肿或瘘管。此外,难产、阴道侧切术、痔或肛窦炎等也易诱发肛窦感染。感染后若未及时治疗,脓液可经内、外括约肌之间进入肛管,向上穿破肛提肌进入盆腔腹膜外间隙,形成盆腔脓肿和腹膜炎,向下穿肛周皮肤形成肛瘘,或通过肛管前、后扩散到对侧,形成马蹄形脓肿。

3. 阴部神经和阴部内血管行于外侧壁的阴部管内。在管内分出2~3支肛神经朝前内穿过坐骨肛门窝,分布于肛门周围的括约肌和皮肤。在坐骨肛门窝手术时切口应离肛门2.5cm

以外，以免损伤肛门括约肌，注意勿损伤阴部神经和阴部内血管及其分支。

病例 3 答案

1. 阴囊位于阴茎后下方，其内腔被阴囊中隔分隔左、右两部，分别容纳左、右睾丸，附睾及精索下段等。阴囊壁从外向内依次为皮肤、肉膜、精索外筋膜、提睾肌、精索内筋膜，睾丸鞘膜。患者阴囊裂开依上述顺序损伤达睾丸鞘膜腔而使睾丸外露。

2. 精索始于腹股沟管深环，经腹股沟管及浅环进入阴囊，终于睾丸上端的圆索状结构，其内主要有输精管、睾丸动脉、蔓状静脉丛、淋巴管、神经及鞘韧带等，表面由内向外包被精索内筋膜、提睾肌、精索外筋膜。木刺处出血是损伤了蔓状静脉丛或睾丸动脉所致。

3. 阴囊神经来自髂腹股沟神经、生殖股神经的生殖支、会阴神经的阴囊后神经和股后皮神经的会阴支。前两支神经支配阴囊的前 2/3；后两支神经支配阴囊的后 1/3。该患者损伤了上述的神经，使右侧阴囊无疼痛感，其他感觉也相应消失。

（杨　杰）

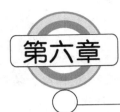

第六章　脊柱区

第一节　学习目标

一、掌握

1. 听诊三角、腰上三角、腰下三角的位置、边界和意义。
2. 椎管的构成。
3. 脊髓被膜和脊膜腔。
4. 椎骨间的连结、层次、与腰穿的关系。

二、熟悉

1. 脊柱区的层次结构。
2. 胸腰筋膜。
3. 腰背部的肌肉的名称、位置、起止和血管神经支配。

三、了解

1. 脊柱区的境界、分区和体表标志。
2. 脊柱区的血管和神经配布。

第二节　学习要点

一、概述

脊柱区 vertebral region 是指脊柱及其后方和两侧软组织的总称。

境界 {
上：枕外隆突和上项线
下：尾骨尖
两侧 {
斜方肌前缘、三角肌后缘、腋后襞、腋后线
髂嵴后份、髂后上棘和尾骨尖的连线
}
}

$$分区\begin{cases} \textbf{项区}\ \text{nuchal region} \\ \textbf{胸背区}\ \text{thoracodorsal region} \\ \textbf{腰区}\ \text{lumbar region} \\ \textbf{骶尾区}\ \text{sacral coccyx region} \end{cases}$$

二、层次结构

（一）浅层结构

1. 皮肤

厚而致密，有丰富的毛囊和皮脂腺。

2. 浅筋膜

内有皮神经及血管走行。

3. 皮神经

均来自脊神经后支。

（1）项区　来自颈神经后支、**枕大神经** greater occipital nerve（颈 2 后支的分支）、**第三枕神经** third occipital nerve，是第 3 颈神经后支的分支。

（2）胸背区和腰区　来自胸、腰神经的后支，**臀上皮神经** superior cluneal nerves（第 1 ~ 3 腰神经后支）。

（3）骶尾区　为骶、尾神经后支的分支，**臀中皮神经** middle gluteal cutaneous nerve（第 1 ~ 3 骶神经后支）。

4. 浅血管

（1）项区来自枕动脉、颈浅动脉和肩胛背动脉等的分支。

（2）胸背区来自肋间后动脉、肩胛背动脉和胸背动脉等的分支。

（3）腰区来自腰动脉分支。

（4）骶尾部来自臀上、下动脉等的分支。

（二）深筋膜

1. 项筋膜 nuchal fascia

项筋膜位于斜方肌深面，包裹夹肌和半棘肌，内侧附于项韧带，上方附于上项线，向下移行为胸腰筋膜后层。

2. 胸腰筋膜 thoracolumber fascia

胸背区的深筋膜分为浅、中、深三层。浅层最厚，位于竖脊肌表面，与背阔肌和下后锯肌腱膜愈着，向下附于髂嵴，内侧附于腰椎棘突和棘上韧带，外侧在竖脊肌外侧缘与中层愈合，形成竖脊肌鞘；中层位于竖脊肌与腰方肌之间，内侧附于腰椎横突尖和横突间韧带，外侧在腰方肌外侧缘与深层愈合，形成腰方肌鞘，并作为腹横肌起始部的腱膜，向上附于第 12 肋下缘，向下附于髂嵴。中层上部张于第 12 肋和第 1 腰椎横突之间的部分增厚形成**腰肋韧带** lumbocostal ligaments；深层较薄，位于腰方肌前面，又称腰方肌筋膜，内侧附于腰椎横突尖，向下附于髂腰韧带和髂嵴后份，上部增厚形成内、外侧弓状韧带。

肾手术时，切断腰肋韧带可加大第 12 肋的活动度，以扩大手术入路便于显露肾。

（三）肌层

由背侧向腹侧可分为四层：第一层有**斜方肌** trapezius、**背阔肌** latissimus dorsi 和腹外斜肌后部；第二层有夹肌、**肩胛提肌** levator scapulae、**菱形肌** rhomboideus、上后锯肌、下后锯肌和腹内斜肌后部；第三层有**竖脊肌** erector spinae 和腹横肌后部；第四层有枕下肌、横突棘肌和横突间肌等。

（四）肌间三角

1. 听诊三角 triangle of auscultation

听诊三角又称肩胛旁三角。其内上界为斜方肌的外下缘，外侧界为肩胛骨脊柱缘，下界为背阔肌上缘。三角的底为薄层脂肪组织、深筋膜和第 6 肋间隙，表面覆以皮肤和浅筋膜。是背部听诊呼吸音最清楚的部位。当肩胛骨向前移位时，该三角的范围会扩大。

2. 枕下三角 suboccipital triangle

枕下三角位于枕下、项区上部深层，是由枕下肌围成的三角。其内上界为头后大直肌，外上界为头上斜肌，外下界为头下斜肌。三角的底为寰枕和寰椎后弓，顶借致密结缔组织与夹肌和半棘肌相贴。三角内有枕大神经、枕下神经和椎动脉经过。椎动脉穿寰椎横突孔后转向内侧，行于寰椎后弓上面的椎动脉沟内，再穿寰枕后膜进入椎管，最后经枕骨大孔入颅。颈椎的椎体钩骨质增生、头部过分旋转或枕下肌痉挛都可压迫椎动脉，使脑供血不足。枕下神经是第 1 颈神经的后支，在椎动脉与寰椎后弓间穿出。行经枕下三角，支配枕下肌。

3. 腰上三角 superior lumbar triangle

腰上三角位于背阔肌深面，第 12 肋的下方。三角的内侧界为竖脊肌外侧缘，外下界为腹内斜肌后缘，上界为第 12 肋，部分个体下后锯肌下缘也可参与进来，这时上述 4 结构则共同围成 1 个四边形区域。腰上三角的底面是腹横肌腱膜，该腱膜表面有肋下神经、髂腹下神经和髂腹股沟神经，这 3 条神经都在第 12 肋下缘平行走行。腱膜前方有肾和腰方肌。肾手术的腹膜外入路必经此三角。当切开腱膜时，应注意保护上述 3 条神经。第 12 肋前方与胸膜腔相邻，为扩大手术野，常需切断腰肋韧带，将第 12 肋上提，此时应注意保护胸膜，以免损伤造成气胸。肾周围脓肿时，可在此处切开引流。腰上三角是腹后壁的薄弱区之一，腹腔脏器可经此三角向后突出，形成腰疝。

4. 腰下三角 inferior lumbar triangle

腰下三角位于腰区下部，腰上三角的外下方。由髂嵴、腹外斜肌后缘和背阔肌前下缘围成。三角的底为腹内斜肌，表面仅覆以皮肤和浅筋膜。此三角表面无肌层覆盖，也是腹后壁的薄弱区。右腰下三角的腹前方与阑尾、盲肠相对应，故盲肠后位阑尾炎时，此三角区有明显压痛。

三、脊柱

（一）脊柱组成和形态

1. 组成

脊柱 vertebral column 由 24 块游离**椎骨** vertebrae、1 块**骶骨** sacrum、1 块**尾骨** coccyx 借椎间盘、韧带、关节相互连结而成。

2. 形态

前面观：椎体、椎间盘自上而下逐渐增大、增厚至骶骨上份，以下迅速变小。侧面观：四个生理弯曲，颈、腰曲向前凸；胸、骶曲后向凸。后面观：各部棘突形态不同。颈椎的棘突较短，末端分叉；胸椎的棘突较长，向后下方倾斜，呈叠瓦状排列；腰椎的棘突宽而短，呈板状，水平伸向后方，各棘突间的间隙较宽，临床上多在腰椎进行穿刺术。

（二）椎骨的连结

1. 椎体间的连结

椎体间的连结有椎间盘、前纵韧带、后纵韧带。

（1）**椎间盘** intervertebral discs　是连结相邻两个椎体的纤维软骨盘。椎间盘由两部分构成，中央部为**髓核** nucleus pulposus，是柔软而富有弹性的胶状物质。周围部为多层纤维软骨环按同心圆排列组成的**纤维环** annulus fibrosus，保护髓核并限制髓核向周围膨出。椎间盘中胸部最薄，腰部最厚，具有"弹性垫"样作用，可缓冲外力对脊柱的冲击，也可增加脊柱的运动幅度。纤维环前厚后薄，当后部纤维环破裂时，髓核容易向后外侧脱出，突入椎管或椎间孔，压迫相邻的脊髓或神经根引起肢体活动障碍或疼痛，临床称为椎间盘脱出症。

（2）**前纵韧带** anterior longitudinal ligament　是椎体前面延伸的一束坚固的纤维束，宽而坚韧，上自枕骨大孔前缘，下达第1或第2骶椎椎体。其纵行的纤维牢固地附着于椎体和椎间盘，有防止脊柱过度后伸和椎间盘向前脱出的作用。

（3）**后纵韧带** posterior longitudinal ligament　位于椎管内椎体的后面，窄而坚韧。起自枢椎并与覆盖枢椎椎体的覆膜相续，下达骶骨。与椎间盘纤维环及椎体上下缘紧密连结，而与椎体结合较为疏松，有限制脊柱过度前屈的作用。

（4）**钩椎关节**　第3～7颈椎体上面侧缘向上突起称**椎体钩** uncus corporis vertebrae。椎体钩与上位椎体下面的两侧唇缘相接，形成钩椎关节，又称 Luschka 关节，椎体钩可限制上一椎体向侧方移位，增加稳定性，防止椎间盘脱出。钩椎关节后方为脊髓、脊膜支和椎体的血管；后外侧部构成椎间孔的前壁，邻接颈神经根；外侧有椎动、静脉和交感神经丛。随年龄增长，椎体钩常出现骨质增生，可使椎间孔狭窄，压迫脊神经，产生颈椎病的症状和体征。

2. 椎弓间的连结

椎弓间的连结包括黄韧带，横突间韧带，棘间韧带，棘上韧带和上、下关节突间的滑膜关节。

（1）**黄韧带** ligamenta flava　位于椎管内，为连结相邻两椎弓板间的韧带，由黄色的弹性纤维构成。黄韧带协助围成椎管，并有限制脊柱过度前屈的作用。

（2）**椎间孔** intervertebral foramen　是骨纤维通道，内有脊神经、脊神经的脊膜支以及脊髓的动脉、静脉通过。

$$椎间孔边界 \begin{cases} 上：相邻上位椎骨椎弓根的下切迹 \\ 下：相邻下位椎骨椎弓根的上切迹 \\ 前方：椎间盘和相邻椎骨体的后面 \\ 后方：上、下关节突，关节突关节囊，黄韧带的外侧缘 \end{cases}$$

临床意义：任何骨性或纤维性病变均可造成椎间孔狭窄，压迫通过的神经和血管，出现相应的临床症状。

（三）椎管壁的构成

椎管壁 { 前壁：椎体、椎间盘和后纵韧带
后壁：椎弓板、黄韧带和关节突关节
侧壁：椎弓根和椎间孔

临床意义：椎体骨质增生、椎间盘突出、黄韧带肥厚可使椎管腔变形或变狭窄，压迫其内容物而引起症状（截瘫）。

四、椎管内容物

（一）脊髓的被膜和脊膜腔

1. 脊髓的被膜

脊髓的表面包有三层被膜，由外向内依次为硬脊膜、蛛网膜和软脊膜。

（1）**硬脊膜** spinal dura mater　由致密结缔组织构成，厚而坚韧，包裹着脊髓。向上附于枕骨大孔边缘，与硬脑膜相延续；向下在第 2 骶椎水平逐渐变细，包裹终丝；下端附于尾骨。硬脊膜在椎间孔处与脊神经的被膜相延续。

（2）**脊髓蛛网膜** spinal arachnoid mater　为半透明的薄膜，位于硬脊膜与软脊膜之间，向上与脑蛛网膜相延续。

（3）**软脊膜** spinal pia mater　薄而富有血管，紧贴在脊髓的表面，并延伸至脊髓的沟裂中，在脊髓下端移行为终丝。

齿状韧带 denticulate ligament：软脊膜在脊髓两侧，脊神经前、后根之间形成齿状韧带。该韧带呈齿状，其尖端附于硬脊膜。脊髓借齿状韧带和脊神经根固定于椎管内，并浸泡于脑脊液中，加上硬膜外隙内的脂肪组织和椎内静脉丛的弹性垫作用，使脊髓不易遭受因外界震荡而造成的损伤。齿状韧带还可作为椎管内手术的标志。

2. 脊膜腔

（1）**硬膜外隙** epidural space　硬脊膜与椎管内面的骨膜之间的间隙，内含疏松结缔组织、脂肪、淋巴管和静脉丛等，此间隙略呈负压，有脊神经根通过。临床上进行硬膜外麻醉，是将药物注入此间隙，以阻滞脊神经根内的神经传导。

（2）**硬膜下隙** subdural space　在硬脊膜与脊髓蛛网膜之间的潜在腔隙。

（3）**蛛网膜下隙** subarachnoid space　脊髓蛛网膜与软脊膜之间较宽阔的间隙，两层膜之间有许多结缔组织小梁相连，间隙内充满脑脊液。脊髓蛛网膜下隙的下部，自脊髓下端马尾神经根部至第 2 骶椎水平扩大的马尾神经周围蛛网膜下隙，称**终池** terminal cistern，内容马尾。临床上常在第 3、4 或第 4、5 腰椎间进行腰椎穿刺，以抽取脑脊液或注入药物而不易伤及脊髓。脊髓蛛网膜下隙向上与脑蛛网膜下隙相通。

（4）**腰椎穿刺层次**　腰穿时，穿刺针经皮肤、浅筋膜、深筋膜、棘上韧带、棘间韧带、黄韧带、硬脊膜和蛛网膜而到达终池。

（二）脊神经根

1. 脊神经根出椎管位置

第 1 颈神经在寰椎与枕骨之间出椎管，第 2 ~ 7 颈神经在同序数椎骨上方的椎间孔穿出，

第 8 颈神经在第 7 颈椎下方的椎间孔穿出，胸、腰神经在同序数椎骨下方的椎间孔穿出，第 1～4 骶神经由相应的骶前、后孔穿出，第 5 骶神经和尾神经由骶管裂孔穿出。

2. 脊神经根的行程和分段

脊神经根丝离开脊髓后，即横行或斜行于蛛网膜下腔，汇成脊神经前根和后根，穿蛛网膜囊和硬脊膜囊，行于硬膜外隙中，脊神经根在硬脊膜囊以内的一段，为蛛网膜下隙段；穿出硬脊膜囊的一段，为硬膜外段。

3. 与脊髓被膜的关系

脊神经根离开脊髓时被覆以软脊膜，当穿脊髓蛛网膜和硬脊膜时，便带出此二膜，形成蛛网膜鞘和硬脊膜鞘。此三层被膜向外达椎间孔处，逐渐与脊神经外膜、神经束膜和神经内膜相延续。

4. 与椎间孔和椎间盘的关系

脊神经根的硬膜外段在椎间孔处最易受压。在椎间孔内侧脊神经的前方是椎间盘和椎体；后方是椎间关节及黄韧带。椎间盘向后外侧突出、黄韧带肥厚、椎体边缘及关节突骨质增生是造成椎间管或神经根管狭窄，压迫脊神经根的最常见原因，临床手术减压主要针对这些因素。

（三）脊髓的血管和脊神经脊膜支

1. 动脉

（1）脊髓动脉的来源　有两个来源，一是来自椎动脉的脊髓前动脉和脊髓后动脉，二是节段性动脉（如肋间后动脉、腰动脉等）分支的增补，以保障脊髓有足够的血液供应。

（2）**脊髓前、后动脉** anterior and posterior spinal arteries　左、右脊髓前动脉在延髓腹侧合成一干，沿前正中裂下行至脊髓末端。脊髓后动脉自椎动脉发出后，绕延髓两侧向后走行，沿脊神经后根基部内侧下行，下行中有时合为一个干，有时又分开行走，直至脊髓末端。

（3）**根动脉** radicular artery　起自节段性动脉的脊支，随脊神经穿椎间孔入椎管，分为前、后根动脉和脊膜支。

根动脉 { 颈段：来自椎动脉颈段和颈升动脉
胸段：来自肋间后动脉和肋下动脉
腰段：来自腰动脉
骶、尾段：来自骶外侧动脉

（4）**动脉冠** vasocorona　脊髓表面有连接脊髓前、后动脉，前、后根动脉和两条脊髓后动脉的环状动脉血管，称动脉冠，由动脉冠再发分支进入脊髓内部。脊髓前动脉的分支主要分布于脊髓前角、侧角、灰质连合、后角基部、前索和外侧索。脊髓后动脉的分支则分布于脊髓后角的其余部分和后索。

2. 静脉

脊髓表面有 6 条纵行静脉，行于前正中裂、后正中沟和前、后外侧沟内，纵行静脉之间有许多交通支互相吻合，并穿硬脊膜与椎内静脉丛相交通。

3. 脊神经脊膜支

脊神经脊膜支也被称为窦椎神经或 Luschka 神经，含有丰富的感觉纤维和交感神经纤维。窦椎神经自脊神经干发出后，与来自椎旁交感干的交感神经纤维一起，经椎间孔返回椎管内，分布至硬脊膜、脊神经根的外膜、后纵韧带、椎管内动、静脉血管表面和椎骨骨膜等结构。

第三节 解剖操作指导

一、层次解剖

（一）切口

1. 尸体取俯卧位，颈下垫高，使颈项部呈前屈位。

2. 摸认枕外隆突、上项线、乳突、第7颈椎棘突、肩胛冈、肩峰、肩胛骨下角、髂嵴、髂后上棘、骶角等骨性标志。

3. 模拟腰椎穿刺在尸体上将穿刺针从第4与第5腰椎棘突之间刺入，进针缓慢，体会进针感。穿刺针依次穿过皮肤、浅筋膜、深筋膜、棘上韧带、棘间韧带、黄韧带，再穿通硬脊膜和蛛网膜，最终进入蛛网膜下腔。当穿过黄韧带和硬脊膜两个结构时，会有明显的突破感。活体穿刺进入蛛网膜下腔时，会有脑脊液流出。

4. 参考图2做如下5条皮肤切口。

（1）沿背正中线做切口 自枕外隆凸至第5腰椎棘突。

（2）枕部横切口 自枕外隆凸向外切至乳突根部。

（3）肩部横切口 自第7颈椎棘突至肩峰做横切口。

（4）背部横切口 平肩胛骨下角水平切向外侧达腋后线。

（5）髂嵴弓形切口 自第5腰椎棘突沿髂嵴切至髂前上棘。

沿上述切口由内侧向外侧剥离皮肤，可将皮肤连同一些浅筋膜一起翻开，上片翻至斜方肌前缘，中片和下片翻至腋后线。在翻皮片的过程中，注意背部皮肤的厚薄、质地和活动度。

（二）解剖浅层结构

解剖皮神经：在浅筋膜中，背部正中线的两侧寻找脊神经后支的皮支。在背上部靠近棘突处寻找胸神经后支，在背下部近肋角处寻找胸神经后支。第1~3腰神经后支形成臀上皮神经越髂嵴至臀部。平肩胛冈寻找较明显的第2胸神经后支的皮支。在枕外隆突外侧2~3cm处解剖出向枕部上行的枕大神经。

（三）解剖深层结构

1. 解剖斜方肌和背阔肌

清除斜方肌和背阔肌表面的筋膜，并修洁这两块肌。

2. 观察浅层肌之间的三角

在斜方肌的外下缘、背阔肌的上缘和肩胛骨的脊柱缘之间，找到听诊三角。找到髂嵴、腹外斜肌后缘和背阔肌前下缘围成的腰下三角。

3. 翻起斜方肌和背阔肌

（1）钝性分离斜方肌与深面的结构至胸椎棘突的起始部。沿正中线外侧1cm处由下往上纵行切开斜方肌至枕外隆凸，再沿上项线转向外侧至乳突，向外侧翻起至肩胛冈的止点。

（2）钝性分离背阔肌与深面的结构向内上方。沿背阔肌的肌性部与腱膜部的移行线外侧1cm处纵行切开背阔肌，翻向外侧。

4. 剖露中层肌和腰上三角

（1）修洁肩胛提肌和菱形肌，沿后正中线外侧1cm处，切断菱形肌，向外下翻开显露上后锯肌。在肩胛提肌和菱形肌深面解剖寻找肩胛背神经和血管。

（2）在第12肋的下方，竖脊肌外侧缘和腹内斜肌后缘之间找到腰上三角。

5. 解剖背筋膜深层

（1）修洁夹肌、竖脊肌表面的筋膜。

（2）解剖并观察胸腰筋膜　纵行切开胸腰筋膜浅层，翻向两侧，将其下的竖脊肌拉开观察深面的胸腰筋膜中层、腰肋韧带及竖脊肌鞘。在胸腰筋膜中层的深面有腰方肌，位于腰方肌前面的胸腰筋膜深层又称腰方肌筋膜。

6. 解剖竖脊肌

解剖纵列于脊柱两侧的竖脊肌。

7. 寻找枕动脉和枕下神经

在枕下、项区上部深层清理枕下三角，切断夹肌的起点翻向外方，切断半棘肌的枕骨附着部翻向下方，寻找枕动脉和枕下神经。

二、解剖椎管

（一）打开椎管

使尸体的头部下垂，垫高腹部。清除各椎骨和骶骨背面所有附着的肌。在各椎骨的关节突内侧和骶骨的骶中间嵴内侧纵行锯断椎弓板，打开椎管后壁，观察其内面椎弓板之间的黄韧带。

（二）观察椎管内容物

解剖硬膜外隙，清理此隙内的脂肪和椎内静脉丛，注意观察纤维隔的存在；沿中线纵行剪开硬脊膜，注意观察潜在的硬膜下隙。提起并小心剪开蛛网膜，打开蛛网膜下隙及其下端的终池。认真观察脊髓、脊髓圆锥、终丝和马尾等结构。寻找并观察在脊髓的两侧由软脊膜形成的齿状韧带。最后，用咬骨钳咬除几个椎间孔后壁的骨质，认真分辨椎间盘、后纵韧带、脊神经节、脊神经根、脊神经、脊神经前支和后支等重要解剖结构，体会可能造成压迫脊神经的因素。

第四节　临床病例

病例1

患儿，男，12岁，学生，3天来高热，伴随有呕吐。患儿数日前开始有低热、咳嗽、喉咙痛，3天前症状加重，高热达39℃以上，伴畏冷和寒战，多次喷射性呕吐，同时出现剧烈的全头痛，急送就医。查体发现患儿急性热病容，神志清楚，体温39.5℃，颈僵直。实验室检查血常规显示白细胞总数与中性粒细胞比例增加。疑为流行性脑膜炎，拟行腰椎穿刺抽取脑脊液化验，以明确诊断。

临床解剖学问题：

1. 做腰椎穿刺需辨认哪些重要的骨性标志？

2. 腰椎穿刺应选择什么部位？腰椎穿刺需经过哪些层次结构？

3. 行腰椎穿刺时，如何判断进入到蛛网膜下隙？

4. 什么是硬膜外隙？硬膜外麻醉的进针要经过哪些层次？与腰穿的进针有何不同？

病例 2

患者，男，47岁，1年前体检发现左肾囊肿，在当地医院进行了肾囊肿切除手术，手术切口约15cm，现在切口基本愈合，偶尔伤口处有疼痛。

临床解剖学问题：

1. 在腰上三角处做肾脏手术时由浅入深到肾脏的层次结构有哪些？

2. 胸腰筋膜和腰肋韧带的概念是什么？

3. 简述肾脏手术腹膜外入路的注意事项。

病例 3

患者，男，50岁，主诉：腰痛4年，加重伴下肢放射痛2月。询问病史显示2月前因受累后腰背部疼痛加重，随后感觉右大腿后部钝痛并沿小腿放射至足背，患者不能伸直大腿而出现跛行。为进一步诊疗，来我院就诊，门诊以"腰椎间盘突出症"收入院。体格检查见患者腰背部肌痉挛，右下肢伸直抬高时疼痛加剧，身体向左侧偏斜时疼痛有所缓解。摄腰椎正侧位片及CT检查显示第4腰椎与第5腰椎之间的椎间盘向后侧方突出、椎间隙变窄。

临床诊断：腰椎间盘突出。

临床解剖学问题：

1. 椎间盘的结构是什么？什么是腰椎间盘突出？

2. 为什么腰椎间盘突出会引起下肢放射痛？本病例中患者为何在下肢伸直抬高时，疼痛会加剧？

3. 该患者身体向左侧偏斜时疼痛有所缓解的原因是什么？

第五节　临床病例问题分析答案

病例 1 答案

1. 双侧髂嵴最高点的连线平对第4、5腰椎间隙，是腰椎穿刺进针的重要标志。

2. 腰椎椎体粗壮，棘突宽而短，呈板状，水平伸向后方。各棘突间的间隙较宽，临床上常在此进行穿刺或麻醉。出生时的脊髓下端平齐第3腰椎，成年人的脊髓下端平对第1腰椎下缘。因此成年人第1腰椎以下已无脊髓，故临床上常在第3、4腰椎间或4、5腰椎间进行穿刺以抽取脑脊液或注入药物，可以避免刺伤脊髓，而且针尖也不易刺伤飘浮在脑脊液中的马尾。腰椎穿刺时，穿刺针头依次需经过的层次包括皮肤、浅筋膜、深筋膜、棘上韧带、棘间韧带、黄韧带、硬脊膜和脊髓蛛网膜而到达终池。

3. 硬脊膜较坚韧，穿刺针头穿过硬脊膜时，有明显的突破感，针头一旦进入蛛网膜下隙，就会有脑脊液流出，是判断穿刺针头进入到蛛网膜下隙的重要标志。

4. 硬膜外隙是硬脊膜与椎管内面的骨膜之间的间隙，内含疏松结缔组织、脂肪、淋巴管和静脉丛等，此间隙略呈负压，有脊神经根通过。临床上进行硬膜外麻醉，是将药物注入此间隙，以阻滞脊神经根内的神经传导。

行硬膜外麻醉时，穿刺针头依次需经过的层次为皮肤、浅筋膜、深筋膜、棘上韧带、棘间韧带和黄韧带，进入硬膜外隙。硬膜外麻醉穿刺与脑脊液穿刺明显的不同是，前者不穿过硬脊膜和蛛网膜，因此，在技术上要求更高一些。穿刺进针不能用力过度，否则会刺破硬脊膜和脊髓蛛网膜，使硬膜外麻醉失败。因黄韧带坚韧有弹性，且硬膜外隙为负压，穿刺针头穿入硬膜外隙时有真空感，与穿刺针头进入蛛网膜下隙有脑脊液流出的情况也不同。

病例 2 答案

1. 腰上三角位于第 12 肋的下方，背阔肌深面，腰上三角的底面是腹横肌腱膜，腱膜的深部有肾和腰方肌，故肾脏手术时由浅入深到肾脏的层次结构为皮肤、浅筋膜、深筋膜、背阔肌、腹横肌腱膜、腹横筋膜、腹膜外脂肪、肾筋膜、肾脂肪囊、肾纤维囊达肾脏。

2. 胸腰筋膜覆于竖脊肌表面，向上续项筋膜，内侧附于胸椎棘突和棘上韧带，外侧附于肋角，向下至腰区增厚，分为浅、中、深 3 层。浅层最厚，位于竖脊肌表面；中层位于竖脊肌与腰方肌之间；深层位于腰方肌深面，又称腰方肌筋膜。

胸腰筋膜中层上部张于第 12 肋与第 1 腰椎横突之间的部分增厚，形成腰肋韧带。肾手术时，切断此韧带可加大第 12 肋的活动度，以扩大手术入路便于显露肾。

3. 肾手术的腹膜外入路必经腰上三角，腰上三角的底面是腹横肌腱膜，该腱膜表面有肋下神经、髂腹下神经和髂腹股沟神经，此 3 条神经都与第 12 肋下缘平行走行，当切开腱膜时，应注意保护这 3 条神经。第 12 肋前方与胸膜腔相邻，为扩大手术野，常需切断腰肋韧带，将第 12 肋上提，此时应注意保护胸膜，以免损伤造成气胸。

病例 3 答案

1. 椎间盘是连结相邻两个椎体的纤维软骨盘，椎间盘由两部分构成，中央部是柔软而富有弹性的胶状物质称髓核，周围部同心圆排列的多层纤维软骨环称为纤维环。颈腰部的纤维环前厚后薄，纤维环破裂时，髓核容易向后外侧脱出，突入椎管或椎间孔，压迫脊髓或脊神经，临床上称为椎间盘脱出症，其中以第 4~5 腰椎间盘脱出较为多见。

2. 腰椎 X 线片及 CT 检查显示第 4 腰椎与第 5 腰椎之间的椎间盘向右后方突出、椎间隙变窄。显示脱出的髓核向右后外侧脱出，突入椎间孔，第 4、5 腰椎之间的椎间孔穿过的是 L_4 脊神经根，它参与形成骶丛分布到了大腿的后面和小腿，脊神经根的压迫引起其分布区域的疼痛。右下肢伸直抬高时引起神经受牵拉而紧张，引起受压迫的神经根症状加重。

3. 椎间盘突出时，为了减轻受压脊神经根的刺激，患者常常处于强迫的脊柱侧弯体位，此时，脊柱侧弯的方向，取决于椎间盘突出的部位与受压脊神经根的关系。当椎间盘突出从内侧压迫脊神经根时，脊柱将弯向患侧；如果椎间盘突出从外侧压迫脊神经根时，脊柱将弯向健侧。患者身体向左侧偏斜时疼痛有所缓解说明是椎间盘突出从外侧压迫右脊神经根。

（刘朝晖）

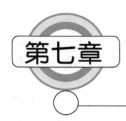

第七章　上　肢

第一节　学习目标

一、掌握

1. 腋窝的位置、构成及内容；腋动脉的分段及主要分支；腋淋巴结群的位置及流注关系；三边孔、四边孔的构成及穿行结构。

2. 臂部肱血管、正中神经及尺神经的行程；臂后区浅层结构；肱骨肌管的构成及内容。

3. 肘前区浅层结构；肘窝的构成及其内容；尺神经的位置及临床意义。

4. 前臂部尺、桡血管，尺、桡神经及正中神经的行程与分布；骨间后血管、神经的行程和分布。

5. 腕前区层次结构；腕管的构成及其内容的排列关系和临床意义；手掌皮肤及浅筋膜特点、皮神经的分布；腕后区及手背浅静脉及皮神经的分布。

二、熟悉

1. 上肢的体表标志；上肢浅静脉的起止、行程及其临床意义。

2. 腋动脉与臂丛的关系；腋腔蜂窝组织的交通关系及其临床意义；肌肩袖的构成及临床意义；腋神经的行程和易损伤的部位。

3. 臂前区浅静脉、皮神经的起始、行径、注入和分布。

4. 前臂前区浅层结构。

5. 掌浅弓和掌深弓的构成、位置和分支。

三、了解

1. 上肢的境界与分区；上肢的长度、轴线及对比关系。

2. 肩部的分区及各区的内容；肩周动脉吻合网的构成及其临床意义。

3. 臂部前、后骨筋膜鞘的构成及肌肉。

4. 肘后区浅、深层结构；肘关节动脉网的构成。

5. 前臂后区浅层结构；前臂区前、后骨筋膜鞘的构成及肌肉配布。

6. 腕前区的层次结构；手掌浅层结构的特点；手掌深筋膜、掌腱膜及手掌中间筋膜鞘的构成，掌中间隙和鱼际间隙的位置及交通关系；手背层次和筋膜间隙；手指皮肤、皮下组织、腱鞘及滑液鞘的构成及内容；指背腱膜的构成、附着及功能；指端密闭间隙的构成及临床意义。

第二节　学习要点

一、肩部

（一）三角肌区和肩胛区

1. 三角肌区的浅层结构

（1）皮肤　较厚，浅筋膜较致密，浅静脉不发达。

（2）皮神经　上部皮肤由**锁骨上神经** supraclavicular nerve（颈丛皮支）分布，下部皮肤由**臂外侧上皮神经** superior lateral brachial cutaneous nerves（腋神经分支）分布。

（3）浅淋巴管　分别绕三角肌前、后缘注入腋淋巴结。

2. 三角肌区的深层结构

（1）三角肌　包被**三角肌** deltoid 的深筋膜较薄，有纤维隔伸入肌束间；三角肌起于锁骨外侧 1/3、肩峰和肩胛冈，止于肱骨三角肌粗隆；该肌从前、后、外侧三面包绕肩关节，三角肌整体收缩使肩关节外展，前部肌束收缩可使肩关节前屈和旋内，后部肌束收缩可使肩关节后伸和旋外。

（2）**腋神经** axillary nerve　其前支支配三角肌的前部与中部，后支支配三角肌的后部和小圆肌。肱骨外科颈骨折可伤及腋神经，致三角肌麻痹而形成"方肩"。

（3）动脉　发自**腋动脉** axillary artery 的**旋肱后动脉** posterior humeral circumflex artery 和腋神经伴行穿四边孔至三角肌深面，分布于三角肌、小圆肌等结构。

3. 肩胛区的浅层结构

（1）皮肤　厚，浅筋膜致密。

（2）皮神经　由上位胸神经后支的皮支分布。

（3）浅淋巴管　部分注入腋淋巴结后群，部分注入颈外侧下深淋巴结。

4. 肩胛区的深层结构

（1）肌肉　由浅入深为**斜方肌** trapezius、**背阔肌** latissimus dorsi、**冈上肌** supraspinatus、**冈下肌** infraspinatus、**小圆肌** teres minor、**大圆肌** teres major，覆盖冈上、下肌和小圆肌的深筋膜致密发达。

（2）**肌腱袖** musculotendinus cuff　肌腱袖（肩袖或旋转袖）是冈上、下肌，小圆肌和肩胛下肌的肌腱共同形成的腱板样结构，从上、后、前三面围绕肩关节，分别止于肱骨大、小结节，并与肩关节囊愈着，对肩关节起稳定作用。当肩关节扭伤或脱位时，可致肌腱袖撕裂或肱骨大结节骨折等。

（3）血管与神经

1）**肩胛上动脉** suprascapular artery：发自锁骨下动脉的分支甲状颈干。

2）**肩胛上神经** suprascapular nerve：发自臂丛锁骨上部，由肩胛上切迹入冈上窝，再绕肩胛颈至冈下窝，分布于冈上、下肌。

3）**肩胛背动脉** dorsal scapular artery：发自锁骨下动脉。

4）**肩胛背神经** dorsal scapular nerve：发自臂丛锁骨上部，沿肩胛骨上角和内侧缘下降，分布于肩胛提肌和菱形肌。

5）**旋肩胛动脉** circumflex scapular artery：发自肩胛下动脉，穿三边孔至肩胛骨背侧，分布于冈下窝。

（4）肩胛动脉网　位于肩胛骨的周围，由肩胛上动脉、肩胛背动脉、旋肩胛动脉构成。三条动脉的分支彼此吻合成网，是肩部重要的侧支循环途径。

（二）腋窝

1. 腋窝 axillary fossa 的位置与构成（表 7 - 1）

（1）位置：肩关节下方、臂上部与胸上部之间。

（2）构成：呈四棱锥体形，由一顶一底四壁围成。

一顶：朝上，为腋窝上口，呈三角形，由第 1 肋、锁骨、肩胛骨上缘围成。

一底：朝下，由皮肤、浅筋膜和腋筋膜所封闭。

四壁 {
前壁：胸大肌、胸小肌、锁骨下肌和锁胸筋膜
后壁：背阔肌、大圆肌、肩胛下肌和肩胛骨
内侧壁：前锯肌、上 4 肋及肋间肌
外侧壁：肱骨结节间沟、肱二头肌和喙肱肌
}

表 7 - 1　腋窝后壁上的三边孔、四边孔

	三边孔 trilateral foramen	四边孔 quadrilateral foramen
境界	上界：小圆肌和肩胛下肌 下界：大圆肌 外侧界：肱三头肌长头	上界：小圆肌和肩胛下肌 下界：大圆肌 内侧界：肱三头肌长头 外侧界：肱骨外科颈
穿行结构	旋肩胛动、静脉	腋神经和旋肱后血管

2. 腋窝的内容

有**臂丛** brachial plexus、**腋动脉** axillary artery、**腋静脉** axillary vein，三者共同包于腋鞘内，还有**腋淋巴结** axillary lymph nodes 及其疏松结缔组织。

（1）臂丛由第 5~8 颈神经前支和第 1 胸神经前支的一部分组成，经根、干、股编织后最终形成内、外及后三个束包绕腋动脉，每束的主要分支有：

外侧束 {
肌皮神经 musculocutaneous nerve
正中神经外侧头 } **正中神经** median nerve

内侧束 {
正中神经内侧头
尺神经 ulnar nerve
前臂内侧皮神经 medial antebrachial cutaneous nerve
臂内侧皮神经 medial brachial cutaneous nerve
}

后束：腋神经、**桡神经** radial nerve

臂丛的一些小分支有**胸长神经** long thoracic nerve、**胸背神经** thoracodorsal nerve、**肩胛下神经** subscapular nerve。

（2）腋动脉以胸小肌为界分为三段，各段分支有：

第一段：**胸上动脉** superior thoracic artery，分布于第1、2肋间隙前部。

第二段 {**胸肩峰动脉** thoracoacromial artery，营养胸大、小肌、三角肌等
胸外侧动脉 lateral thoracic artery，分布于胸大、小肌、前锯肌和女性乳房

第三段 {**旋肱前动脉** anterior humeral circumflex artery
旋肱后动脉
肩胛下动脉 subscapular artery {**胸背动脉** thoracodorsal artery，分布于背阔肌、前锯肌
旋肩胛动脉，营养冈下窝诸肌

（3）腋静脉位于腋动脉的前内侧。

（4）腋淋巴结沿腋动、静脉分支排列，共分5群。

1）外侧淋巴结：沿腋静脉远侧段排列，接受上肢的淋巴。

2）胸肌淋巴结：沿胸外侧血管排列，接受胸壁、乳房的淋巴。

3）肩胛下淋巴结：沿肩胛下血管排列，接受肩胛区、胸后壁和背部的淋巴。

4）中央淋巴结：在腋窝底的脂肪内，接受上述三群淋巴结的输出管，注入尖淋巴结。

5）尖淋巴结：沿腋静脉近侧段排列，接受上述四群淋巴结的输出管，最后组成锁骨下干（左侧→胸导管；右侧→右淋巴导管）。

二、臂部

（一）臂前区

1. 臂前区的浅层结构

（1）皮肤　较薄，移动性较大；浅筋膜薄而疏松，内有浅静脉和皮神经。

（2）皮神经　有臂外侧上皮神经（腋神经分支）、**臂外侧下皮神经** inferior lateral brachial cutaneous nerves（在桡神经沟内发自桡神经）、**臂内侧皮神经** medial brachial cutaneous nerve（发自臂丛内侧束）和**肋间臂神经** intercostobrachial nerve（第2肋间神经外侧皮支）分布。**前臂外侧皮神经** lateral antebrachial cutaneous nerve 从肱二头肌外侧沟下部浅出。

（3）浅静脉　**头静脉** cephalic vein 起自手背静脉网的桡侧，沿肱二头肌外侧沟上行，经三角肌胸大肌间沟，穿锁胸筋膜注入腋静脉或锁骨下静脉；**贵要静脉** basilic vein 起自手背静脉网的尺侧，和前臂内侧皮神经走行于肱二头肌内侧沟的下半，贵要静脉在臂中点平面穿深筋膜，汇入肱静脉或上行注入腋静脉。

2. 臂前区的深层结构

（1）深筋膜与臂前骨筋膜鞘　深筋膜较薄，向上移行于三角肌筋膜和腋筋膜；向下移行于前臂筋膜；在臂部屈、伸肌之间形成臂内、外侧肌间隔，附着于肱骨，并共同围成臂**前骨筋膜鞘** anterior osseofibrous sheath，鞘内含有臂前群肌、肱血管、正中神经以及桡、尺神经的上段。

（2）臂前群肌　共3块，分2层，浅层为**肱二头肌** biceps brachii，深层有**喙肱肌** coracobrachialis 和**肱肌** brachialis。

（3）血管神经束

1）**肱动脉** brachial artery 是腋动脉的直接延续，沿肱二头肌内侧沟下行至肘窝深部，自

上而下越过喙肱肌、肱三头肌长头和肱肌的前方，该动脉在臂部的分支有**肱深动脉** deep brachial artery（伴桡神经转向臂后区）、**尺侧上副动脉** superior ulnar collaeral artery、**尺侧下副动脉** inferior ulnar collaeral artery。

2）**肱静脉** brachial vein 与肱动脉伴行，有 2 条，在大圆肌下缘处移行为腋静脉。肱静脉接受与肱动脉各分支同名的静脉血液，还接受贵要静脉的汇入，贵要静脉也可与肱静脉伴行入腋静脉。

3）正中神经自腋窝向下，伴肱动脉行于肱二头肌内侧沟，在臂上部位于肱动脉的外侧，在臂中点平面越过肱动脉前方，向下行于肱动脉内侧至肘窝，正中神经在臂部无分支。

4）尺神经在臂上部位于肱动脉内侧，在臂中点上方离开肱动脉，穿臂内侧肌间隔入臂后区。

5）肌皮神经斜穿喙肱肌，经肱二头肌与肱肌之间行向外下方，发肌支支配上述三肌，至肘关节上方肱二头肌外侧沟下部浅出深筋膜，改名为前臂外侧皮神经。

6）桡神经在臂上部行于肱动脉后方，然后伴肱深动脉沿桡神经沟走行，绕肱骨中段背侧转向外下方，穿肱骨肌管至臂后区，在背阔肌下缘处发臂后皮神经。

（二）臂后区

1. 臂后区的浅层结构

皮肤较厚，浅筋膜较致密，浅静脉不发达，有三条皮神经分布。

（1）臂外侧上皮神经　腋神经的皮支，分布于三角肌区、臂外侧上份的皮肤。

（2）臂外侧下皮神经　桡神经的皮支，分布于臂外侧下份的皮肤。

（3）**臂后皮神经** posterior brachial cutaneous nerve　桡神经的分支，分布于臂后区的皮肤。

2. 臂后区的深层结构

（1）深筋膜与臂后骨筋膜鞘　深筋膜厚而坚韧，与臂内、外侧肌间隔以及肱骨共同围成臂**后骨筋膜鞘** posterior osseofibrous sheath，内含肱三头肌、肱深血管及桡神经。

（2）臂后群肌　为**肱三头肌** triceps brachii。

（3）血管神经束

1）桡神经血管束：由桡神经和肱深血管组成。桡神经在大圆肌下缘斜向外下，于肱骨干后方与肱深动脉及两条伴行静脉经肱骨肌管，行至臂中下 1/3 交界处，与肱深动脉前支桡侧副动脉同穿外侧肌间隔至肘前，后者与桡侧返动脉吻合。肱深动脉后支中副动脉在臂后区下行，与骨间返动脉吻合。

2）尺神经和尺侧上副动脉：二者伴行，在臂中份以下，行于臂内侧肌间隔后方，经肘后内侧沟至前臂前区。

（4）肱骨肌管

1）**肱骨肌管** humeromuscular tunnel 的组成：由肱三头肌的三个头（内、外侧头、长头）与肱骨桡神经沟形成的绕肱骨中份后面的管道。

2）肱骨肌管的内容：内有桡神经及肱深血管。①桡神经于肱骨干后方与肱深动脉及两条伴行静脉经肱骨肌管，行至臂中、下 1/3 交界处，穿外侧肌间隔到达臂前区。由于桡神经穿肱骨肌管时，紧贴骨面，故在肱骨中段骨折或臂后中份受压时，易伤及桡神经，致前臂伸肌麻痹，引起腕下垂。②肱深动脉起自肱动脉，在肱骨肌管内分前支和后支，前支称桡侧副动脉，与桡侧返动脉吻合；后支称中副动脉，与骨间返动脉吻合。

三、肘窝

（一）肘窝的位置与构成

1. 肘窝位置

肘窝 cubital fossa 位于肘关节前方，呈倒三角形。

2. 肘窝构成

上界：肱骨内、外上髁的连线。

下内侧界：旋前圆肌。

下外侧界：肱桡肌。

底：肱肌、旋后肌。

顶：肘深筋膜、肱二头肌腱膜。

（二）肘窝的内容

肱二头肌腱位于肘窝中央，肱二头肌腱内侧，由外向内侧依次排列有肱动脉、**肱静脉** brachial vein 和正中神经。

1. 肱动脉在肘窝中点平桡骨颈处分成**桡动脉** radial artery 和**尺动脉** ulnar artery。

2. 正中神经穿旋前圆肌进入前臂。

3. 肱二头肌外侧，肱肌与肱桡肌之间有桡神经穿出，平肱骨外上髁处，桡神经分为浅、深二支，浅支进入前臂桡侧沟，深支穿旋后肌入前臂后面。

四、前臂部

（一）前臂前区

1. 浅层结构

（1）皮肤与浅筋膜 皮肤薄，移动性好，浅筋膜疏松。

（2）浅静脉

1）头静脉：起自手背静脉网桡侧，至桡腕关节上方，转到前臂前面，然后沿前臂桡侧上行，在肘窝处借**肘正中静脉** median cubital vein 与贵要静脉交通。

2）贵要静脉：起自手背静脉网的尺侧，上行至肘窝处与头静脉交通。

3）**前臂正中静脉** median antebrachial vein：位于前臂前面的正中，不恒定，注入肘正中静脉或贵要静脉。

（3）皮神经

1）前臂外侧皮神经是肌皮神经的终末支，分布于前臂外侧皮肤。

2）**前臂内侧皮神经** medial antebrachial cutaneous nerve 发自臂丛的内侧束，分成前、后两支，前支分布于前臂内侧皮肤，后支分布于前臂后内侧部皮肤。

2. 深层结构

（1）深筋膜与前臂前骨筋膜鞘 该区深筋膜薄而韧，近肘关节附近较厚而致密，并有肱二头肌腱膜加强。远侧在腕部加厚形成屈肌支持带。前臂前区的深筋膜，内、外侧肌间隔，尺、桡骨及前臂骨间膜共同围成前臂前骨筋膜鞘，鞘内有前臂肌前群，桡、尺侧血管神经束，正中血管神经束和骨间前血管神经束等。

（2）前臂肌前群　共 9 块，分 3 层。浅层从桡侧到尺侧依次为**肱桡肌** brachioradialis、**旋前圆肌** pronator teres、**桡侧腕屈肌** flexor carpi radialis、**掌长肌** palmaris longus 和**尺侧腕屈肌** flexor carpi ulnaris；中层有**指浅屈肌** flexor digitorum superficialis；深层桡侧为**拇长屈肌** flexor pollicis longus，尺侧为**指深屈肌** flexor digitorum profundus，两肌远侧的深面为**旋前方肌** pronator quadratus。

（3）血管神经束

1）桡血管神经束：由桡动脉、两条伴行静脉及**桡神经浅支**（supeficial branch of radial nerve）组成。桡动脉有两条伴行静脉，行于肱桡肌尺侧缘，此缘是暴露桡动脉的标志。桡动脉远侧 1/3 位置浅表，可摸到其搏动；桡神经浅支是桡神经干的直接延续，经肱桡肌深面转至前臂后区，分布于腕及手背桡侧半和桡侧两个半指近节指骨背侧皮肤。

2）尺血管神经束：由尺动脉、两条伴行静脉及尺神经组成。尺动脉经旋前圆肌深面，穿指浅屈肌腱弓至前臂前区尺侧，尺动脉上端发出**骨间总动脉** common interosseous artery，分为骨间前、后动脉，沿前臂骨间膜前、后方下行；尺神经自肘后尺神经沟下行，穿尺侧腕屈肌两头之间至前臂前区。尺神经发出肌支支配尺侧腕屈肌、指深屈肌尺侧半，手背支分布于手背尺侧半及尺侧两个半指背皮肤。

3）正中血管神经束：由正中神经及其伴行血管组成。正中神经穿旋前圆肌至前臂，发肌支支配旋前圆肌、桡侧腕屈肌、掌长肌及指浅屈肌，掌皮支分布于手掌近侧部皮肤。正中神经的伴行血管是**骨间前动脉** anterior interosseous artery 发出的**正中动脉** median artery 及其同名静脉。

4）骨间前血管神经束：由骨间前动、静脉及神经组成。**骨间前神经** anterior interosseous nerve 为正中神经的分支，与起自骨间总动脉的骨间前动脉伴行，位于前臂骨间膜前方。骨间前神经支配拇长屈肌、指深屈肌桡侧半和旋前方肌。

（4）**前臂屈肌后间隙** posterior space of antebrachial flexor　位于指深屈肌、拇长屈肌腱与旋前方肌之间。远侧经腕管与手掌的筋膜间隙相通，当前臂或掌间隙感染时，可互相蔓延。

（二）前臂后区

1. 浅层结构

皮肤较厚，移动性较小；浅筋膜内有头静脉及贵要静脉的属支，彼此吻合成网；前臂内侧皮神经、前臂外侧皮神经和桡神经发出的**前臂后皮神经** posterior cutaneous nerve of forearm 共同分布于该区。

2. 深层结构

（1）深筋膜与前臂后骨筋膜鞘　该区深筋膜厚而坚韧，近侧份为肱三头肌腱膜增强，远侧在腕部与伸肌支持带相续。深筋膜与前臂内、外侧肌间隔，桡、尺骨和前臂骨间膜共同围成前臂后骨筋膜鞘，容纳前臂后群肌及骨间后血管、神经。

（2）前臂肌后群　共 10 块，分 2 层。浅层从桡侧到尺侧依次为**桡侧腕长伸肌** extensor carpi radialis longus、**桡侧腕短伸肌** extensor carpi radialis brevis、**指伸肌** extensor digitorum、**小指伸肌** extensor digiti minimi 和**尺侧腕伸肌** extensor carpi ulnaris；深层的**旋后肌** supinator 位于上外侧部，其余从桡侧到尺侧依次为**拇长展肌** abductor pollicis longus、**拇短伸肌** extensor pollicis brevis、**拇长伸肌** extensor pollicis longus 和**示指伸肌** extensor indicis。

（3）骨间后血管神经束　由**骨间后神经** posterior interosseous nerve、**骨间后动脉** posterior interosseous artery 和**骨间后静脉** posterior interosseous vein 组成，走行于浅、深层伸肌之间。

1）桡神经深支于桡骨颈外侧穿旋后肌至前臂后区，改称骨间后神经，支配前臂伸肌。

2）骨间后动脉由尺动脉的骨间总动脉发出，穿骨间膜上缘至前臂后区，行于前臂后群肌的浅、深两层之间，营养邻近肌肉，并参与组成肘关节动脉网。

五、腕

腕是前臂的肌腱和血管、神经进入手的通路，可分为腕前区与腕后区。

（一）腕前区

1. 浅层结构

皮肤薄而松弛，形成三条皮肤横纹。近侧纹约平尺骨头，腕中纹不恒定，远侧纹平对屈肌支持带近侧缘。

2. 深层结构

（1）**腕掌侧韧带** palmar carpal ligament　前臂深筋膜向下延续，在腕前区增厚形成腕掌侧韧带，对前臂屈肌腱有固定、保护和支持作用。

（2）**屈肌支持带** flexor retinaculum　位于腕掌侧韧带的远侧深面，又名**腕横韧带** transverse carpal ligament，是厚而坚韧的纤维性结缔组织带，内侧端附着于豌豆骨和钩骨钩，桡侧端附于手舟骨和大多角骨结节。

（3）**腕尺侧管** ulnar carpal canal　腕掌侧韧带内侧端与屈肌支持带之间的间隙，内有尺神经和尺动、静脉通过。尺神经在腕部表浅，易受损伤。

（4）**腕管** carpal canal　①构成：由屈肌支持带与腕骨沟共同围成。②内容：**屈肌总腱鞘** common flexor sheath （内包裹有指浅、深屈肌腱）、拇长屈肌腱鞘（包裹拇长屈肌腱）和正中神经。屈肌总腱鞘形成尺侧囊，拇长屈肌腱鞘形成桡侧囊。

（5）**腕桡侧管** radial carpal canal　屈肌支持带桡侧端分两层附着于舟骨结节和大多角骨结节，其间的间隙称为腕桡侧管，内有桡侧腕屈肌腱及其腱鞘通过。

（二）腕后区

1. 浅层结构

皮肤比腕前区厚，浅筋膜薄，内有浅静脉及皮神经。

2. 深层结构

（1）**伸肌支持带** extensor retinaculum　由腕后区深筋膜增厚形成，又名**腕背侧韧带** dorsal carpal ligament。其内侧附于尺骨茎突和三角骨，外侧附于桡骨远端外侧缘。伸肌支持带向深方发出 5 个纤维隔，附于尺、桡骨的背面，使之形成 6 个骨纤维性管道，9 块前臂后群肌的肌腱及腱鞘在管内通过。

（2）**腕伸肌腱及腱鞘**　从桡侧向尺侧排列，依次通过各骨纤维管的肌腱及腱鞘为：①拇长展肌和拇短伸肌腱及腱鞘；②桡侧腕长与腕短伸肌腱及腱鞘；③拇长伸肌腱及腱鞘；④指伸肌腱与示指伸肌腱及腱鞘；⑤小指伸肌腱及腱鞘；⑥尺侧腕伸肌腱及腱鞘。

六、手

（一）手掌

1. 手掌层次

手掌 palm of hand 略呈四边形，微凹，是腕和手指的过渡区。由浅到深为：皮肤→浅筋膜→深筋膜浅层（掌腱膜、鱼际和小鱼际筋膜）→掌浅弓、正中神经、尺神经浅支→肌肉和肌腱→筋膜间隙→深筋膜深层→掌深弓和尺神经深支→骨间肌和掌骨。

2. 浅层结构

皮肤厚而坚韧，浅筋膜在鱼际处较疏松，在掌心部非常致密，有许多纤维穿行，将皮肤与掌腱膜紧密连接，并将浅筋膜分隔成无数小格。浅血管、淋巴管及皮神经行于其内。

3. 深层结构

（1）深筋膜　分为浅、深两层。

1）浅层：为覆盖于鱼际肌、小鱼际肌和指屈肌腱浅面的致密结缔组织膜。此膜又分为3部，分别为掌腱膜、鱼际筋膜和小鱼际筋膜。

2）深层：手掌深筋膜的深层包括骨间掌侧筋膜和拇收肌筋膜，较浅层薄弱。

（2）骨筋膜鞘　掌腱膜的外侧缘发出一纤维隔，经鱼际肌和示指屈肌腱之间向深层伸入，附于第1掌骨，称为**掌外侧肌间隔** lateral intermuscular septum of palm。同样，从掌腱膜内侧缘发出**掌内侧肌间隔** medial intermuscular septum of palm，经小鱼际和小指屈肌腱之间伸入，附于第5掌骨。这样，在手掌形成了3个骨筋膜鞘，即外侧骨筋膜鞘、中间骨筋膜鞘和内侧骨筋膜鞘：

1）外侧骨筋膜鞘：又名鱼际鞘，由鱼际筋膜、掌外侧肌间隔和第1掌骨围成。内含拇短展肌、拇短屈肌、拇对掌肌、拇长屈肌腱及其腱鞘，以及至拇指的血管、神经等。

2）中间骨筋膜鞘：又称掌中间鞘，由掌腱膜、掌内、外侧肌间隔，骨间掌侧筋膜及拇收肌筋膜共同围成。其内有指浅、深屈肌腱及其屈肌总腱鞘、蚓状肌、掌浅弓、指血管和神经等。

3）内侧骨筋膜鞘：又名小鱼际鞘，由小鱼际筋膜、掌内侧肌间隔和第5掌骨围成。其内有小指展肌、小指短屈肌、小指对掌肌和至小指的血管、神经等。

（3）筋膜间隙　位于掌中间鞘深部，内有疏松结缔组织，包括外侧的鱼际间隙和内侧的掌中间隙。两间隙被掌中隔分开。**掌中隔** midpalmar septum 是连结于掌腱膜外侧缘与骨间掌侧筋膜之间的纤维组织隔，包绕示指屈肌腱和第一蚓状肌后，附着于第3掌骨，将手掌筋膜间隙分隔为掌中间隙和鱼际间隙。

1）**掌中间隙** midpalmar space：位于掌中间鞘尺侧半的深方。前界自桡侧起，依次为3～5指屈肌腱、第2～4蚓状肌；后界为掌中隔后部，第3、4掌骨，骨间肌及其前面的骨间掌侧筋膜；内侧界为内侧肌间隔；外侧界为掌中隔。掌中间隙向远侧沿第2～4蚓状肌管与2～4指蹼间隙相通，进而可通向手背。掌中间隙的近侧达屈肌总腱鞘的深面，可经腕管与前臂屈肌后间隙相交通。此间隙有感染时，可经上述渠道蔓延。

2）**鱼际间隙** thenar space：位于掌中间鞘桡侧半深方。前界为掌中隔前部、示指屈肌腱、第1蚓状肌；后界为拇收肌筋膜；外侧界为外侧肌间隔；内侧界为掌中隔。鱼际间隙向远端经第1蚓状肌管通向示指背侧，其近端为盲端。

（4）血管　手的血液供应来自桡动脉和尺动脉的分支，彼此吻合成掌浅弓和掌深弓。

1）**掌浅弓** superficial palmar arch：由尺动脉终支和桡动脉的掌浅支吻合而成，位于掌腱膜深方和指屈肌腱及屈肌总腱鞘、蚓状肌的浅面。掌浅弓先发出指掌侧总动脉，再分出指掌侧固有动脉至手指。

2）**掌深弓** deep palmar arch：由桡动脉终支和尺动脉的掌深支吻合而成，位于骨间掌侧肌与骨间掌侧筋膜之间，高出掌浅弓 1～2cm，发出 3 条**掌心动脉** palmar metacarpal arteries，沿骨间掌侧肌前面下行，在掌指关节处与各自对应的指掌侧总动脉吻合。

（5）神经　手掌面有尺神经、正中神经及其分支分布。

1）**尺神经** ulnar nerve：主干经屈肌支持带的浅面、腕掌侧韧带的深面、尺动脉的尺侧进入手掌，至豌豆骨的远侧分为浅、深 2 支。

2）**正中神经** median nerve：经腕管进入手掌后，立即分为 2 支，与掌浅弓处于同一平面，居掌腱膜与屈肌腱之间。

（二）手背

1. 手背层次

手背 dorsum of hand 为掌骨与腕骨背面对应的部位。由浅到深为：皮肤→浅筋膜（分布的浅层结构为手背静脉网、浅淋巴管和皮神经）→深筋膜（手背腱膜、骨间背侧筋膜）→伸指肌腱→骨间肌和掌骨。

2. 浅层结构

手背的皮肤薄而柔软，富有弹性，有毛发和皮脂腺。浅筋膜内含手背静脉网静脉、浅淋巴管和皮神经。

手背静脉网 dorsal venous rete of hand 由浅静脉互相吻合形成。静脉网桡侧半与拇指的静脉汇集形成头静脉，尺侧半与小指的静脉汇合形成贵要静脉。

3. 深层结构

手背的深层结构主要为腱膜、肌腱和间隙等。

（1）**手背腱膜** dorsal aponeurosis of hand　由指伸肌腱与手背深筋膜的浅层结合而成。腱膜的两侧分别附于第 2 和第 5 掌骨。

（2）筋膜间隙　由于手背的筋膜在掌骨的近、远端彼此结合，因此在浅筋膜、手背腱膜和骨间背侧筋膜之间形成 2 个筋膜间隙。

1）**手背皮下间隙** dorsal subcutaneous space：为浅筋膜与手背腱膜之间的间隙。

2）**腱膜下间隙** subaponeurotic space：为手背腱膜与骨间背侧筋膜之间的间隙。

两个间隙相互交通，当手背感染时，整个手背肿胀明显。

4. 临床要点

（1）正中神经在腕管内呈扁平状，紧贴屈肌支持带外侧端的深面，腕骨骨折时可压迫正中神经，导致腕管综合征。若正中神经损伤时间过长，引起大鱼际肌群萎缩，将出现"猿手"。

（2）手是用以劳动的器官，由于抓握功能，手掌内的血管容易受压。指掌侧总动脉与掌浅弓、掌深弓的广泛吻合，保证了手掌和手指的血液供应。

（3）尺神经损伤，拇收肌、骨间肌和小指展肌瘫痪，使各手指不能内收和外展，手指不能并拢、掌指关节过伸，呈"爪形手"。

（4）手掌远端的浅淋巴管网在指蹼间隙处流向手背淋巴管网，因此，当手部有感染时，手背较手掌肿胀更明显。

第三节　解剖操作指导

一、解剖胸前区与腋窝

（一）切口
尸体仰卧位。切皮宜浅以免损伤深层结构。具体切口如下，可参考图1：

1. 胸前正中纵切口
自胸骨柄上缘沿前正中线向下切至剑突。

2. 胸上横切口
自正中切口上端向外沿锁骨切至肩峰。

3. 胸下横切口
自正中切口下端向外下沿肋弓切至腋后线。

4. 胸部斜切口
自正中切口下端向外上方切至乳晕，环绕乳晕，继续向外上方切至腋前襞上部，继而延伸到上臂前面，再沿臂前面正中向下切至臂中部，然后向内侧折转切至臂内侧缘。

从前正中切口的上端和下端用有齿镊或止血钳提起皮片的转角部，将上内和下外两块皮瓣翻向外侧。上内侧皮片翻至臂外侧，下外侧皮片翻至腋后襞。

（二）层次解剖
1. 解剖浅层结构
（1）解剖女性乳房　自乳晕做放射形切口。清除乳腺表面的脂肪组织，修出乳腺叶的轮廓。用手提起乳头，以乳头为中心，用镊子尖沿放射方向轻划，仔细剖出输乳管，并追踪其至乳腺叶。在乳头根部，观察输乳管。用同样的方法，解剖整个乳房。解剖完毕沿乳房四周环切，自胸筋膜表面剥离。

（2）解剖肋间神经前皮支　在胸骨两侧1~2cm处纵行切开浅筋膜，解剖第2~7肋间神经的前皮支和胸廓内动脉的穿支穿出肋间隙前部，寻认3、4支即可。

（3）解剖肋间神经外侧皮支　沿腋中线附近，胸大肌下缘稍后方，纵行切开浅筋膜，解剖肋间神经外侧皮支，其中第2肋间神经的外侧皮支发出肋间臂神经，走向外侧经腋窝底至臂内侧部上份的皮肤。

2. 解剖深层结构
（1）观察胸前筋膜及腋筋膜　保留解剖出的皮神经，除去浅筋膜，暴露深筋膜。胸前外侧壁的深筋膜分浅、深两层。浅层覆盖胸大肌和前锯肌，深层包被胸小肌后与浅层融合，至腋窝底续于腋筋膜；胸小肌上缘的深筋膜向上延伸形成锁胸筋膜，并包绕锁骨下肌，附着于锁骨下缘。

（2）找出头静脉　用剪刀沿三角肌胸大肌间沟内寻找到头静脉，修洁至穿经锁胸筋膜处。细心观察，常见2~3个锁骨下淋巴结沿头静脉末端排列。

（3）暴露胸大肌　清除胸大肌表面的筋膜，显露胸大肌的境界，观察其形态、分部、起止点和肌纤维方向。沿胸大肌的锁骨部和胸肋部钝性分离肌纤维，将手指插入锁骨部的深面将肌与胸壁分离，分离时可摸到胸肩峰血管和胸外侧神经。沿锁骨下缘 1cm 处切断锁骨部的肌纤维，翻向外，翻开时可见胸肩峰动脉及其伴行静脉和胸外侧神经，从锁胸筋膜穿出，进入胸大肌。

将手指插入胸大肌胸肋部的深面，分离该肌，手指摸到的结构为胸内侧神经。沿胸肋部起点外侧 2cm 处弧形切断胸大肌的起始部，向外翻起，可见到胸内侧神经穿出胸小肌进入胸大肌，清理和观察进入胸大肌的这些血管和神经后，在近胸大肌处，将它们切断。将胸大肌充分翻向外侧直至其止点处。

（4）观察锁胸筋膜　锁胸筋膜上部附着于锁骨和锁骨下肌、喙突，下方附着于胸小肌上缘。有胸肩峰血管、胸外侧神经和头静脉穿行此筋膜。剥离去除此筋膜，可见该筋膜与深面的腋鞘及腋静脉紧密结合，切开腋鞘，分离出腋鞘包被的腋血管和臂丛。

（5）解剖穿胸小肌上缘的主要结构　胸小肌上缘的血管神经均从锁胸筋膜穿过。沿胸肩峰动、静脉向外上追溯，分别追至腋静脉、腋动脉和臂丛的神经，观察这些结构间的关系及其与锁骨及周围结构间的关系。

1）解剖胸肩峰动脉：找到并修洁该动脉及其分支，可见该动脉为一短干，从腋动脉发出后，即分为数支，观察其分支分布。

2）解剖胸外侧神经：修洁并追踪胸外侧神经，可见其发自臂丛外侧束，经腋动脉前方，至锁胸筋膜深面，观察其分支分布。

3）解剖头静脉和锁骨下淋巴结：在锁骨下方，头静脉末端附近，可见数个锁骨下淋巴结，观察后可清除，修洁头静脉末端直至锁骨下静脉或腋静脉。

（6）解剖胸小肌表面及下缘的结构　清理胸小肌表面的筋膜，观察其形态、起止。在胸小肌表面，可见胸内侧神经从深方穿出后进入胸大肌。手指插入胸小肌深面将其分离，起点稍外上方切断该肌并翻至喙突，腋窝前壁便已全部打开。翻起胸小肌时，将进入该肌的胸内侧神经及伴行血管充分游离，尽量保留。

1）解剖胸外侧动脉：在胸小肌下缘以下，前锯肌表面寻找胸外侧动脉及伴行静脉，去除伴行静脉，修洁胸外侧动脉至腋动脉。

2）观察胸肌淋巴结：沿胸外侧血管排列的淋巴结，属腋淋巴结的胸肌淋巴结群，观察其数目、大小、颜色，体验其质地。观察完毕可清除。

（7）解剖腋窝底及腋窝外侧部的血管神经

1）用剪刀和镊子钝性分离并去除腋窝外侧部的疏松结缔组织以及残留的腋鞘与外侧淋巴结。

2）解剖腋窝底：将臂外展，清除腋筋膜及其深面的疏松结缔组织，观察中央淋巴结，观察后清除。

3）修洁肱二头肌短头和喙肱肌。

4）在喙肱肌内侧，用剪刀分离找出肌皮神经、正中神经外侧根和正中神经，修洁、向上观察臂丛的外侧束。

5）沿正中神经向内上，分离出正中神经内侧根及位于二根之间的腋动脉，并查看臂丛内侧束；顺内侧束找出由其发出的尺神经，并修洁；观察由尺神经、正中神经及其两根与肌皮神经共同构成的"M"状结构。

6）保留腋静脉主干和较大属支，切除一些较小属支；分离解剖出位于腋静脉内侧的臂内侧皮神经与位于腋动、静脉之间的前臂内侧皮神经，比较两者的粗细。

7）将胸小肌复位，观察以胸小肌为标志区分的腋动脉第1、2、3段，即胸小肌上段、后段和下段。解剖出腋动脉的6个分支，即第1段的分支：胸上动脉；第2段的分支：胸肩峰动脉、胸外侧动脉；第3段分支：肩胛下动脉、旋肱前动脉、旋肱后动脉。

8）在腋动脉后方，找出桡神经，沿桡神经向上观察臂丛后束，再找到发自臂丛后束的腋神经。

（8）解剖三边孔和四边孔的结构

1）解剖观察穿三边孔的结构：顺已解剖出的肩胛下动脉追查其分支胸背动脉和旋肩胛动脉，追踪旋肩胛动脉向后至三边孔。

2）解剖观察穿四边孔的结构：在腋动脉后方分离清理出腋神经和旋肱后动脉，并追踪至四边孔。

（9）解剖胸背神经　修洁与胸背动脉伴行的胸背神经，追踪至背阔肌。

（10）解剖肩胛下神经上支和下支　在腋窝后壁上部找出肩胛下神经上支，该支常分两支，分布于肩胛下肌和小圆肌；剖出肩胛下神经下支，追踪至大圆肌。

（11）解剖腋窝内侧壁的结构　清理前锯肌表面的深筋膜，找出胸外侧动脉及其伴行静脉。在胸外侧血管的后方，腋中线附近剖出胸长神经，向下追踪至前锯肌。

二、解剖臂前区、肘前区和前臂前区浅层结构

（一）切口

让上肢处于外展位，手掌向上。皮肤切口尽量浅，具体切口如下，参考图1。

1. 纵切口

纵贯臂前区、肘前区和前臂前区。自臂上部的横切口中点开始，沿上肢前面中线直至腕前区。

2. 肘前区横切口

从肱骨内上髁切至外上髁。

3. 腕前区横切口

做与纵切口垂直的横切口，两端至前臂的内侧缘和外侧缘。

剥离皮肤，并翻向两侧。

（二）解剖

1. 解剖头静脉及前臂外侧皮神经

将在三角肌胸大肌间沟已解剖出的头静脉向下追至前臂桡侧及腕前区。除去臂前区外侧部的浅筋膜。在肘部肱二头肌腱外侧，寻找前臂外侧皮神经，向下追踪至腕前区，观察其与头静脉的伴行关系。

2. 寻认贵要静脉及前臂内侧皮神经

在肱二头肌内侧沟下部找出贵要静脉，向上追踪至臂中段穿深筋膜处，向下追踪至前臂内侧、腕前区。在肱骨内上髁上方，贵要静脉的内侧寻找滑车上淋巴结。在臂上部内用镊子

提起已解剖出的前臂内侧皮神经，向下追踪，可见其在臂内侧中、下 1/3 交界处穿出深筋膜，向下与贵要静脉伴行至腕前区。

3. 解剖臂内侧皮神经

沿已解剖出的臂内侧皮神经向下追踪，可见其在臂内侧上部穿出筋膜，分布于臂内侧皮肤。

4. 解剖肘正中静脉

在肘前区的浅筋膜内找出肘正中静脉，观察其与头静脉和贵要静脉的连接关系和连接类型。

5. 寻找肘淋巴结

在肱骨内上髁上方、贵要静脉附近寻找肘浅淋巴结，有时不易找到。

三、解剖臂前区、肘前区和前臂前区深层结构

（一）解剖臂部深筋膜

清除臂前区浅筋膜，保留浅静脉和皮神经，显露深筋膜。从臂上部起，沿前面正中线纵行切开深筋膜，在肘前区做一横切口，将臂部深筋膜翻向两侧，观察臂部深筋膜发出的臂内、外侧肌间隔，探查其位置和附着部位，修洁、分离和观察臂肌前群的三块肌肉（喙肱肌、肱肌和肱二头肌）。

（二）解剖肱二头肌内、外侧沟

1. 解剖正中神经

在肱二头肌内侧沟解剖正中神经。可从腋窝向下追踪正中神经，正中神经在臂部无分支。观察其构成及其与肱动脉的位置关系。

2. 解剖肱动脉及其分支

顺肱动脉向下边修洁边注意寻找肱动脉分支，同时修洁伴行的两条静脉，直至肘窝。观察贵要静脉在肱静脉的注入位置。

（1）在臂上部，大圆肌腱稍下方，找出肱动脉发出的肱深动脉，追踪其和桡神经伴行进入肱骨肌管处。

（2）在臂中部稍上方，喙肱肌止点平面，找出细长的由肱动脉分出的尺侧上副动脉并修洁，可见其与尺神经穿臂内侧肌间隔入臂后区。

（3）在肱骨内上髁上方约 5cm 处找出肱动脉另一分支尺侧下副动脉，观察其走行。

（4）寻认肱动脉的肌支，观察其分布。

3. 解剖尺神经

从臂丛内侧束向下追踪尺神经至臂中部，观察其与肱动脉、尺侧上副动脉的位置关系，在臂内侧肌间隔处剥离尺神经至臂后区。

4. 解剖肱二头肌外侧沟

再次观察沿外侧沟上行的头静脉。在三角肌止点下方 2.5cm 处，分离肱桡肌和肱肌，找出桡神经，追至肱二头肌外侧沟，寻认其肌支，在肱骨外上髁前方剖出桡神经的浅、深两个终支。继续剥离浅支至肱桡肌深面，向下剥离深支至旋后肌。

（三）解剖肌皮神经

在肱二头肌深面，寻找发自臂丛外侧束由内上斜向外下穿行喙肱肌的肌皮神经，其经肱

二头肌与肱肌之间下行，分支分布于臂前群肌肉。其终支在肘部附近穿深筋膜浅出移行为前臂外侧皮神经。

（四）解剖前臂深筋膜、肱二头肌腱膜及腕掌侧韧带

清除肘窝、前臂前区及腕前区的浅筋膜，保留头静脉、贵要静脉和皮神经，显露前臂深筋膜。用剪刀纵行剪开深筋膜并将其翻向两侧。探查前臂内、外侧肌间隔，观察其位置与附着部位。在肘前区和前臂上部修洁肱二头肌腱膜；观察腕前区深筋膜，可见有横行纤维增厚形成的腕掌侧韧带及远侧深面的屈肌支持带。

（五）解剖肘窝

1. 确认肘窝的边界

找到肱二头肌腱，在其内侧切断肱二头肌腱膜和肘窝内的深筋膜，修洁旋前圆肌和肱桡肌，观察肘窝的境界。

2. 解剖肘窝

以肱二头肌腱及旋前圆肌为标志，观察其与血管神经的相互关系。修洁肱二头肌腱，在其内侧解剖并修洁肱动脉的末端至其分为桡、尺动脉。去除伴行静脉，于肱动脉的内侧分离正中神经，向下追踪至旋前圆肌两头之间。沿正中神经主干插入止血钳，将旋前圆肌浅头（起于肱骨内上髁和前臂筋膜）切断并翻向外下方，显露正中神经和该肌的尺头。在正中神经的背侧寻找骨间前神经。拉开旋前圆肌尺头，寻找其深方通过的尺动脉及其发出的骨间总动脉。

（六）解剖前臂前面

1. 观察前臂前群浅层肌

由桡侧向尺侧依次清理起自肱骨外上髁的肱桡肌及起自肱骨内上髁的旋前圆肌、桡侧腕屈肌、掌长肌、指浅屈肌和尺侧腕屈肌。观察和辨认各肌走行。将指浅屈肌和浅层的肌分离，观察浅层肌的肌腱。

2. 解剖桡血管神经束

将肱桡肌拉向外侧，在此寻找位于肱桡肌和肱肌之间的桡神经，观察其深支和浅支，浅支在肱桡肌内侧下行伴随于桡动脉外侧，深支穿旋后肌至前臂背面。追踪桡神经浅支至前臂中、下 1/3 交界处，经肱桡肌腱深面转向背侧；桡动脉在肘窝处发自肱动脉，继则在肱桡肌腱与桡侧腕屈肌腱之间下行，其与桡神经浅支在前臂中部彼此靠近，而在上、下部则彼此分离。桡动脉在桡骨茎突下方转向手背，寻认桡动脉的分支。

3. 解剖尺血管神经束

沿正中线切断旋前圆肌，翻向两侧。将尺侧腕屈肌拉向内侧。在前臂上部切断指浅屈肌的桡骨头，将肌翻向外（注意勿损伤正中神经），找到尺动脉，其向下内行，继沿尺侧腕屈肌与指浅屈肌之间下行，有尺神经伴行。去除伴行静脉，修洁尺动脉和尺神经。向上追踪尺神经至尺神经沟处，向下追踪至腕前区，并寻找尺神经的分支。向上追溯尺动脉，找到其发出的骨间总动脉，向下追至腕前区。观察尺神经和尺动脉的位置关系。

4. 解剖正中神经

在旋前圆肌两头之间找出正中神经，其行于指浅屈肌和指深屈肌之间。修洁正中神经至腕前区，观察其分支分布。

5. 解剖观察前臂前群深层肌

在指浅屈肌中部切断并翻起，观察拇长屈肌和指深屈肌。在腕上方，分开拇长屈肌与指深屈肌，观察深方的旋前方肌。

（七）解剖骨间总动脉的分支

在旋前圆肌尺头深面，查找发自尺动脉的骨间总动脉，分离此动脉至前臂骨间膜上缘处，查看分出的骨间前动脉和骨间后动脉。在拇长屈肌与指深屈肌之间寻找骨间前动脉和骨间前神经束，向上追踪至穿旋前圆肌，向下追踪至旋前方肌。观察骨间后动脉穿经前臂骨间膜上缘至前臂后方。

（八）观察前臂屈肌后间隙

在腕上方，观察位于拇长屈肌、指深屈肌与旋前方肌之间的前臂屈肌后间隙。插入刀柄伸向腕管，理解前臂与腕管及手掌间的交通关系。

四、解剖肩胛区、臂后区、肘后区及前臂后区

（一）尸位与切口

尸体俯卧位，上肢外展，做下列皮肤切口，参考图 2：

1. 背正中切口

自枕外隆凸向下，沿后正中线垂直切至肩胛骨下角平面。

2. 肩部横切口

自第 7 颈椎棘突，向两侧肩峰做一水平切口。

3. 肩胛下角横切口

平肩胛骨下角高度，从正中线向两侧水平切至腋后线。

4. 上肢后面纵切口

从肩部沿臂后中线向下切至腕部。

5. 肘后横切口

在肘后区做一横切口与肘前区横切口相接。

6. 腕背侧横切口

在腕背做横切口与腕前区横切口相接；剥离皮肤，显露浅筋膜。

（二）解剖浅层结构

观察上肢后面的浅筋膜，可见肩部的浅筋膜较厚、较致密，从臂后区至前臂后区，逐渐变薄。

于三角肌后缘中点下方寻找臂外侧上皮神经（腋神经的皮支），在臂外侧区下份寻找臂外侧下皮神经（桡神经皮支），于臂后区中部浅筋膜中找出臂后皮神经（桡神经皮支），在臂后下 1/3 外侧部寻找前臂后皮神经（桡神经皮支）。清除浅筋膜，显露深筋膜。

（三）解剖肩胛区

1. 解剖肩胛上动脉和肩胛上神经

（1）清除斜方肌表面的浅、深筋膜，沿肩胛冈切断斜方肌的附着点。将该肌翻向内侧，清理辨认肩胛骨后面的上肢带肌。

（2）分别于冈上肌和冈下肌中点切断，寻找位于两肌深面的肩胛上动脉和肩胛上神经，注意观察肩胛上神经穿肩胛上孔，而肩胛上动脉则行于孔外肩胛上横韧带的上方。

2. 解剖腋神经和旋肱后动脉

（1）用解剖刀修洁小圆肌、大圆肌和肱三头肌长头，观察三边孔和四边孔的境界和由相应孔分别穿出的血管。

（2）清除三角肌表面的深筋膜，自三角肌后缘游离该肌，在肩胛冈和肩峰下方 1cm 处切断三角肌后部纤维，翻向外侧。观察腋神经和旋肱后动、静脉。这些结构从四边孔穿出后进入三角肌和小圆肌。

3. 解剖旋肩胛动脉

在三边孔寻找旋肩胛动脉、静脉，修洁动脉去除静脉直至冈下窝。

（四）解剖臂后区、肘后区

1. 解剖桡神经和肱深动脉

修洁肱三头肌，在其长头和外侧头之间钝性分离，找到桡神经和肱深动脉，将镊子沿桡神经走行方向斜形插入肱骨肌管，切断肱三头肌外侧头，打开肱骨肌管，显露管内的桡神经和肱深血管。向上、下修洁神经和动脉，观察其分支分布。

2. 解剖尺神经

在尺神经沟内确认尺神经，向上、下略加追踪。不要将尺神经从尺神经沟内分离。

（五）解剖前臂后区

1. 去除前臂后面的浅筋膜，显露深筋膜，可见腕背侧的深筋膜明显致密增厚，形成伸肌支持带。保留伸肌支持带，切开深筋膜，显露前臂后群肌。

2. 解剖前臂后群肌及骨间后血管神经束

（1）解剖后群肌　在腕部自桡侧向尺侧分离辨认浅层 5 块肌肉。分离并向两侧拉开桡侧腕伸肌和指伸肌，清理和辨认深层的 5 块肌肉。

（2）解剖骨间后血管神经束　桡神经在肘窝外缘分出浅支和深支，桡神经深支穿入旋后肌，在桡骨头下方 5~7cm 穿出该肌至臂后区，更名为骨间后神经，向下修洁至旋后肌下缘。解剖出骨间后血管，观察它们的位置与走行。

五、解剖腕前区与手掌

（一）切口

1. 纵切口

自腕前区横切口中点至中指末端。

2. 斜切口

由腕前区横切口中点经鱼际表面切至拇指末端。

3. 横切口

由第 2 指根部外侧至第 5 指根部的内侧。

将手掌、拇指和中指掌侧面皮肤翻开。

（二）层次解剖

1. 解剖浅层结构

自前臂分别追溯前臂外侧皮神经、桡神经浅支、正中神经掌支和尺神经的掌支至鱼际、掌心和小鱼际。在小鱼际的浅筋膜中找出掌短肌。游离皮神经，除去浅筋膜，显露手掌深筋膜浅层和掌腱膜。

2. 解剖掌腱膜和骨筋膜鞘

（1）解剖掌腱膜　从屈肌支持带上方提起掌长肌腱，剥离肌腱远侧掌腱膜，切断掌腱膜远侧4束纵行纤维，同时切断掌腱膜内、外侧缘发出的掌内、外侧肌间隔，将掌腱膜翻向近侧，勿损及深面的结构。

（2）观察三个骨筋膜鞘　掌腱膜深方为掌中间鞘，小鱼际筋膜深方为内侧鞘，鱼际筋膜深方为外侧鞘。探查内、外侧鞘与中间鞘，清除小鱼际筋膜和鱼际筋膜，显露手内肌。

3. 解剖尺神经、尺动脉及其分支

（1）解剖尺神经及其分支　切开腕掌侧韧带内侧端，打开腕尺侧管，找到尺神经，尺神经在豌豆骨与钩骨之间分为浅、深支。追踪浅支并观察其分支，1支指掌侧固有神经达小指内侧缘分布，另1支指掌侧总神经至指蹼间隙处分为2条掌侧固有神经，行走于第4、5指相对缘。

（2）解剖尺动脉及其分支　在腕尺侧管，找到尺动脉、静脉并修洁，向远侧追踪尺动脉，在管内找出其掌深支，继续解剖探查其与桡动脉掌浅支吻合成的掌浅弓，修洁由弓发出的3条指掌侧总动脉，追踪至指蹼。

4. 解剖腕管及其内容

（1）观察腕管构成，修洁腕横韧带并纵行切开。找到正中神经，修洁正中神经，寻找正中神经的返支，追踪至鱼际肌。向远侧追踪正中神经的3条指掌侧总神经至指蹼间隙。观察其与同名动、静脉的伴行情况。分离腕管内的屈肌腱及其腱鞘。

（2）观察屈肌腱鞘，用剪刀在腕管内纵行剪开屈肌总腱鞘，向远侧探查它与指滑膜鞘的关系，观察指浅、深屈肌腱之间的位置关系。切开拇长屈肌腱鞘，观察其与拇指腱滑膜鞘的交通。

5. 解剖掌深层结构

（1）解剖鱼际肌　在鱼际肌内侧缘找出桡动脉的掌浅支，再次确认正中神经返支。观察鱼际浅层的两块肌位置、形态和起止，位于外侧的拇短展肌和居于该肌内侧的拇短屈肌，切断二肌，辨认位于拇短展肌深面的拇对掌肌及最深层的拇收肌。

（2）解剖小鱼际肌　辨认3块肌，小指展肌在最内侧，其外侧为小指短屈肌。寻找支配该二肌的尺神经分支。横断该二肌，观察位于深层的小指对掌肌。

（3）解剖蚓状肌　分离指浅、深屈肌腱，查看蚓状肌的起始与走行。

（4）解剖指蹼间隙　剔除各指蹼间隙的脂肪。修洁各指掌侧总动脉和总神经的末端，观察它们的分支和分布。修洁蚓状肌腱。探查该间隙的交通。

（5）探查手掌的筋膜间隙　用刀柄探查位于示指屈肌腱和第1蚓状肌深面的鱼际间隙，再探查位于第3、4、5指屈肌腱及第2、3、4蚓状肌深面的掌中间隙，并向近侧探查其交通。

（6）解剖观察掌深弓和尺神经深支　在腕管近侧不同平面切断指浅、深屈肌腱，从腕管抽出翻向远端。除去深面的疏松结缔组织和骨间掌侧筋膜。循尺神经深支和尺动脉的掌深支向桡侧继续追踪，观察尺动脉的掌深支和桡动脉末端吻合成的掌深弓。修洁掌深弓及其凸侧发出的 3 条掌心动脉。观察与掌深弓伴行的尺神经深支及其分支并修洁。

6. 解剖中指掌侧面

在手指两侧，从指蹼处向远端修洁指掌侧固有神经和血管，观察其位置。除去浅筋膜，显露手指掌侧面的腱纤维鞘。纵行切开腱纤维鞘，观察指浅、深屈肌腱的位置关系及其终止部位。将指屈腱提起，观察腱系膜。

六、解剖腕背、手背及手指背面

（一）切口

1. 在腕背侧做横切口

2. 纵切口

从腕背横切口中点至中指甲根做纵切口，沿拇、示、中、环指背面中线各做纵切口。

3. 横切口

沿掌指关节背侧，从第 2 指外侧切至第 5 指内侧。

翻开手背和手指背面的皮肤。手背的皮肤薄，注意勿伤及皮下结构。

（二）浅层结构解剖

1. 手背浅筋膜薄，组织疏松。翻剥皮肤时勿损伤浅静脉和皮神经。修洁手背静脉网，向桡、尺侧追踪观察其汇合成的头静脉和贵要静脉。

2. 在腕背部桡侧找到桡神经浅支，在尺侧找出尺神经手背支，观察两者在手背的吻合及其发出的 5 条指背神经的走行与分布。

（三）深层结构解剖

1. 解剖伸肌支持带形成的 6 个骨纤维管

清除腕背侧的浅筋膜，显露伸肌支持带，观察其形态及附着部位，纵行切开伸肌支持带，观察其发出的 5 个纤维隔及附着部位。自外向内依次观察第 1~6 骨纤维管内的肌腱及其腱鞘的排列。

2. 解剖手背动脉

先在拇指根部修洁三个长肌腱，观察其所形成的解剖学"鼻烟窝"。除去窝内的疏松结缔组织，修洁在窝内的桡动、静脉。略向上追踪至前臂前区，向下追踪至其穿第 1 骨间背侧肌入手掌。

3. 观察手背筋膜间隙

清除浅筋膜，显露手背腱膜，观察二者之间的手背皮下间隙。清理手背腱膜，显露骨间背侧筋膜，观察二者之间的手背腱膜下间隙。观察伸指肌腱的腱间结合。

4. 解剖手指背面

追踪伸指肌腱至手指背面位置，观察指背腱膜。

第四节　临床病例

病例 1

某患者不幸遭遇车祸，被压断右下肢胫、腓骨，手术复位并进行了内固定骨折部位。因骨折后下肢不能承重，需使用拐杖约 3 个月以上。频繁地使用拐杖 2 月后，患者右肩部、臂上部出现感觉异常，去医院医生检查后发现：患者除出现上述感觉障碍外，右上肢外展乏力。

临床诊断：腋神经受伤。

临床解剖学问题：

1. 患者出现右肩部、臂上部感觉异常及外展运动障碍的原因是什么？

2. 此患者出现症状的原因是什么？导致此症状的其他原因还有哪些？

3. 如果长期不消除病因，将会导致何种后果？

病例 2

患者，女，57 岁，清洁工，主诉因雪天路滑不慎摔倒，右侧肘部撞到路面，疼痛难忍急诊入院。体格检查：患者系中老年女性，体型肥胖，右肘部肿胀、压痛明显，大面积瘀斑，肘关节呈半屈位畸形，活动受限，有骨擦音，肘后三角存在。右桡动脉搏动消失，右手部皮肤苍白、发凉，右手内侧缘和小指麻木、痛觉消失。X 线片显示右肱骨髁上粉碎性骨折。

临床诊断：右肱骨髁上粉碎性骨折伴肱动脉和尺神经损伤。

临床解剖学问题：

1. 患者右手内侧缘和小指麻木、痛觉消失的原因是什么？

2. 患者桡动脉搏动消失，手部皮肤苍白说明损伤了什么结构？

病例 3

患者，男，42 岁，教师，主诉 2 小时前骑电动自行车被公交车撞倒在地，右上肢疼痛难忍，活动受限而急诊入院。体格检查所见：右肩部、右臂部皮肤有擦伤，肿胀明显，局部压痛明显，活动受限，右臂中部隆起出现畸形，稍活动可感骨擦音。右腕下垂，各指掌指关节不能伸直，拇指不能伸直，手背桡侧皮肤感觉麻木。X 线片显示右肱骨中段骨折。

临床诊断：右肱骨中段骨折伴桡神经损伤。

临床解剖学问题：

1. 肱骨中段骨折最易损伤什么结构？为什么？

2. 为何出现右腕下垂以及掌指关节和拇指不能伸？为何右手背桡侧皮肤感觉麻木？

3. 若实行内固定术治疗骨折应做什么切口？经哪些层次可暴露骨折部位？应避免损伤哪些结构？

病例 4

患者，男，34 岁，编织工，主诉 5 天前工作时左手掌被竹篾刺伤，当时拔出竹篾，但未进一步治疗。3天前，左手掌面肿胀、疼痛，中指、环指、小指不能自主活动，伴乏力、发热、头痛入院。体格检查所见：左手掌及手背肿胀，掌心无凹陷，压痛明显，中指、环指、小指呈半屈曲状态，主动及被动活动受限疼痛明显，体温39.2℃，血常规提示白细胞21×10^9/L，中性粒细胞0.894，X线片显示无明显的手部骨质异常。

临床诊断为：左手掌中间隙感染。

临床解剖学问题：

1. 掌中间隙的位置与境界是什么？

2. 掌中间隙感染的诊断依据是什么？

3. 如果掌中间隙感染得不到控制，会蔓延到何处？

病例5

某患者，因意外左腕掌侧受伤，出现左腕部喷血难以止住，被急诊送入医院救治。体检发现患者左腕两条表浅肌腱和一条粗大神经被切断；患者左手拇指不能外展，对掌功能几乎丧失，左侧第2、3指精细运动缺失，手掌桡侧2/3及桡侧三个半手指对应的皮肤感觉丧失。

临床诊断：掌长肌腱、桡侧腕屈肌腱和正中神经横断伴桡动脉掌浅支损伤。

临床解剖学问题：

1. 掌长肌腱和桡侧腕屈肌腱与腕管的位置关系是什么？为什么易伤及这两条肌腱和正中神经？

2. 正中神经的支配有哪些？如何解释查体所出现的一些症状和体征？

第五节   临床病例问题分析答案

病例1答案

1. 腋神经来自臂丛的后束，穿行四边孔至三角肌深面。腋神经发出的肌支支配三角肌和小圆肌，前者有让肩关节外展的作用，后者能让肩关节外旋；腋神经发出的臂外侧上皮神经分布于肩部皮肤。故当患者右侧腋神经受压而损伤，即导致右侧肩部及上肢上部感觉异常，且右上肢外展乏力。

2. 导致患者出现症状的原因是长期使用腋杖不当，致肩关节窝内腋神经受压迫。医生应指导患者正确使用腋杖，让双手承受重量而不是腋窝。其他引起腋神经损伤的原因还有肱骨外科颈骨折、肩关节脱位等都可挤压或损伤腋神经。

3. 如果不及时消除腋神经压迫，将造成更严重的症状：①肩部及臂上外侧部皮肤感觉障碍；②肩关节不能外展；③三角肌萎缩，肩部圆隆的外形消失，形成"方肩"畸形。

病例2答案

肱骨下端扁宽，前面的冠状窝和后面的鹰嘴窝之间仅有一层薄骨板，故易发生肱骨髁上骨折。本例患者为中老年，摔倒后右侧肘部着地而致肘部肿胀、淤血，肘关节呈半屈曲畸形，有骨擦音，X线片显示为肱骨髁上骨折。患者桡动脉搏动消失，手部皮肤苍白、发凉，右手内侧缘和小指麻木、痛觉消失，提示有肱动脉和尺神经的损伤。

1. 尺神经发自臂丛内侧束，沿臂内侧行至臂下部1/3段时转向后方，贴近肱骨经尺神经沟再转向前方。因此当肱骨内上髁上方骨折时，最易损伤尺神经。尺神经内含有感觉纤维和运动纤维。感觉纤维分布于手掌及手背的尺侧半、小指、环指背面和掌面、中指背面皮肤。由于环指和中指都有正中神经的交叉分布，因此该患者只有右手内侧缘和小指麻木、痛觉消失。

2. 肱动脉走行于肱二头肌内侧沟，肱动脉发出的尺侧上副动脉与尺神经伴行，在肱骨内上髁上方肱动脉发出尺侧下副动脉。该患者为较严重的粉碎性骨折，肱动脉、尺侧上副动脉和尺侧下副动脉都有损伤的可能。结合患者手部皮肤苍白、发凉，不能触及桡动脉搏动的症状，判断为肱动脉损伤。

病例3 答案

肱骨常因直接或间接暴力而致骨折。

1. 在肱骨干中、下1/3段交界处后外侧有一桡神经沟，沟内有桡神经和相伴的肱深动脉走行。因此肱骨中段骨折时易损伤桡神经和肱深动脉。

2. 桡神经支配肱三头肌、肱桡肌和前臂后群肌。桡神经在臂部损伤，引起肱桡肌和前臂后群肌的瘫痪。前臂后群肌瘫痪后不能伸腕，故当患者将臂抬起时，手和指呈下垂状，出现右腕下垂。肱桡肌由桡神经支配，是屈肘肌。此肌瘫痪时，影响肘关节的屈曲。除前臂伸腕肌之外，指伸肌、小指伸肌、拇短伸肌、拇长伸肌和示指伸肌等均由桡神经支配，故患者各掌指关节不能伸，拇指亦不能伸直。桡神经中的感觉纤维分布于手背桡侧半和桡侧2个半指近节的皮肤。由于周围神经在皮肤的分布区互相之间有重叠，单独由桡神经分布的范围实际上很小，因此桡神经受损时，主要表现在手背"虎口"区的感觉缺失。拇指和示指中、远节背面的感觉是正中神经分布，故手指无感觉障碍。

3. 骨折治疗的原则是复位、固定和功能锻炼。本例患者若采用切开复位内固定，则取仰卧患肢外展位。以骨折处为中心，在臂外侧做纵切口。依次切开皮肤、浅筋膜、深筋膜，将三角肌、肱三头肌外侧头拉向外，肱三头肌内侧头向内拉开，纵行分开肱肌外侧部，暴露骨折处，然后做内固定。术中应勿损伤头静脉、桡神经和肱深动脉等。

病例4 答案

1. 手掌深筋膜的浅、深两层与内、外侧肌间隔围成3个手掌骨筋膜鞘，即外侧鞘、内侧鞘和中间鞘。掌中间隙位于掌中间鞘尺侧半的深部，是一临床上潜在的感染间隙。内侧界：内侧肌间隔；外侧界：掌中隔前部；前界：第3~5指屈肌腱、第2~4蚓状肌和手掌的血管神经；后界：覆盖第3~5掌骨及骨间肌的骨间掌侧筋膜。

2. 诊断依据：①X线片无明显的手部骨质异常，排除骨折等疾病。②患者体温高，白细胞、中性粒细胞明显增高，且乏力、发热、头痛，说明患处有感染。③左手掌及手背肿胀，掌心无凹陷，压痛明显，中指、环指、小指呈半屈曲状态，主动及被动活动受限疼痛明显，说明可能是掌中间隙感染。

3. 掌中间隙的近端位于屈肌总腱鞘的深面，经腕管与前臂屈肌后间隙相通；远侧端经第2、3和4蚓状肌管达第2~4指蹼间隙，并经此处通指背。如果掌中间隙感染得不到控制，间隙内的感染可经上述渠道蔓延至前臂屈肌后间隙、手背、手指的掌、背侧。

病例 5 答案

腕部是前臂肌腱、血管和神经等众多结构进入手部的重要通路。

1. 腕管是由屈肌支持带与腕骨沟共同围成的。通过内容有屈肌总腱鞘（内包裹有指浅、深屈肌腱）、拇长屈肌腱及其腱鞘和正中神经。正中神经在腕前区位置相对表浅。掌长肌腱不位于腕管内，在其浅层；桡侧腕屈肌腱位于腕桡侧管内，位置也相对表浅。腕桡侧管与腕管紧邻。故腕前区刀割伤易损伤掌长肌腱、桡侧腕屈肌腱和正中神经。

2. 正中神经的肌支，分布于前臂屈肌（除肱桡肌、尺侧腕屈肌和指深屈肌尺侧半）及第1、2蚓状肌；正中神经的返支至鱼际肌（除拇收肌）。正中神经的皮支分布于掌心、手掌桡侧三个半手指的掌面和大鱼际的皮肤。

正中神经损伤导致患者左手鱼际肌和第1、2蚓状肌瘫痪。鱼际肌瘫痪使患者拇指不能做对掌运动。因正中神经返支支配的拇短展肌瘫痪，拇指外展功能在一定程度上有所减弱；由于正中神经支配的第1、2蚓状肌以及指浅屈肌和指深屈肌桡侧半的瘫痪，第2和第3指无法做精细运动，正中神经皮支受损，导致拇指及邻近的两个半手指及桡侧2/3手掌皮肤出现感觉丧失。

（杨维娜　钱亦华）

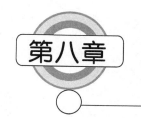

第八章　下　肢

第一节　学习目标

一、掌握

1. 梨状肌上孔与梨状肌下孔的构成及其出入的血管和神经。

2. 坐骨小孔的构成及其出入的血管和神经。

3. 股前区浅筋膜的结构特点、浅血管和皮神经的分布、浅淋巴结群的位置与分布以及淋巴回流途径。

4. 股前区阔筋膜及其所构成髂胫束和隐静脉裂孔（卵圆窝）的结构特点。

5. 肌腔隙与血管腔隙的构成及其内容物。

6. 股三角的境界、位置、构成、内容物及其通连。

7. 股环的构成及边界。

8. 股鞘和股管的构成及其内容物。

9. 收肌管的构成及其内容物。

10. 闭孔血管和神经的行程与分布。

11. 腘窝的位置、构成、内容物的毗邻及其通连。

12. 胫前血管的起止、行程及分布；腓浅、深神经的行程、分布及其临床意义。

13. 小腿后区浅层结构。

14. 胫后血管和胫神经的起止、行程、分支和分布。

15. 足背动脉的位置、分支分布及其与腓深神经的关系。

16. 踝管的构成及其内容物。

二、熟悉

1. 坐骨神经与梨状肌的关系和类型。

2. 坐骨神经的行程、分支和分布。

三、了解

1. 髋关节周围动脉网。

2. 股部境界与分区。

3. 股前筋膜鞘和股内侧筋膜鞘的构成及其内部容纳的肌肉。

4. 股后区皮肤与浅筋膜、皮神经分布。

5. 膝部境界与区分。

6. 膝前区浅层结构及深层结构。

7. 膝后区皮肤及浅筋膜与皮神经。

8. 膝关节动脉网的构成及其应用意义。

9. 小腿部前区浅层结构。

10. 小腿前骨筋膜鞘的构成及肌肉。

11. 小腿后骨筋膜鞘的构成及肌肉。

12. 踝前区皮肤与浅筋膜特点。

13. 踝后区皮肤与浅筋膜特点。

14. 足底深筋膜的特点及筋膜鞘；足底肌分群；足底内、外侧血管神经的位置、足底动脉弓的构成。

15. 踝区动脉网的构成及其应用意义。

第二节 学习要点

一、臀部

（一）臀部境界

上界：髂嵴。

下界：臀沟。

内侧界：骶、尾骨外侧缘。

外侧界：髂前上棘至大转子间的连线。

（二）臀部层次结构

1. 浅层结构

（1）皮肤 较厚，富含皮脂腺和汗腺。长期卧床时，此处易受压形成褥疮。

（2）浅筋膜 发达，个体差异较大。在此区有三组皮神经：

1）**臀上皮神经** superior cluneal nerves：由第 1～3 腰神经后支外侧支组成，分布于臀区外上部及股后外上段。腰部急性扭伤或神经在骨纤维管处受压时，可引起腰腿疼痛。

2）**臀内侧皮神经** medial cluneal nerves：为第 1～3 骶神经后支，分布于臀内侧部。

3）**臀下皮神经** inferior cluneal nerves：为股后皮神经的分支，分布于臀下部。

2. 深层结构

（1）深筋膜 臀部深筋膜称为**臀筋膜** gluteal fascia，在臀大肌上缘分为两层包裹臀大肌，发出纤维束伸入肌纤维之间，与其愈着，不易剥离。内侧部愈着于骶骨背面骨膜，外侧部移行为阔筋膜。臀筋膜损伤是腰腿痛的常见病因之一。

（2）肌层

1）浅层：**臀大肌** gluteus maximus 和**阔筋膜张肌** tensor fascia lata。

2）中层：**臀中肌** gluteus medius、**梨状肌** piriformis、上孖肌、**闭孔内肌腱** tendon of obturator internus、下孖肌和**股方肌** quadratus femoris。

3）深层：**臀小肌** gluteus minimus 和**闭孔外肌** obturator externus。

（三）梨状肌上孔与梨状肌下孔

梨状肌起始于盆腔后壁，第 2 ~ 4 骶前孔的外侧，向外穿过**坐骨大孔** greater sciatic fora-men 出盆腔，与坐骨大孔的上、下缘之间各有一间隙，分别称为梨状肌上孔和梨状肌下孔，有重要的血管和神经穿过。

1. 梨状肌上孔 suprapiriform foramen

自外向内依次为**臀上神经** superior gluteal nerve（支配臀中、小肌）、**臀上动脉** superior gluteal artery（浅支营养臀大肌，深支营养臀中、小肌）和**臀上静脉** superior gluteal vein。

2. 梨状肌下孔 infrapiriform foramen

自外向内依次为**坐骨神经** sciatic nerve、**股后皮神经** posterior femoral cutaneous nerve、**臀下神经** inferior gluteal nerve、**臀下动脉** inferior gluteal artery（主要营养臀大肌）、**臀下静脉** inferior gluteal vein、**阴部内动脉** internal pudendal artery、**阴部内静脉** internal pudendal vein 和**阴部神经** pudendal nerve。阴部内动、静脉自梨状肌下孔穿出后，即越过骶棘韧带经**坐骨小孔** lessor sciatic foramen 穿入坐骨直肠窝（供应会阴部结构）。

3. 坐骨神经与梨状肌的关系

坐骨神经出骨盆腔时与梨状肌的位置关系常有变异，常见类型有：

（1）以一支总干出梨状肌下孔占 66.3%。

（2）坐骨神经在盆内分为两支，胫神经出梨状肌下孔，腓总神经穿梨状肌肌腹占 27.3%。

（3）其他类型占 6.4%。

二、股部

股部与腹部、臀部和膝间的分界如下：

前上方：腹股沟。

后方：臀沟。

上端内侧：会阴部。

下端：髌骨上方 2 横指处的水平线。

股部以股骨内、外侧髁的垂线可分为股前内侧区和股后区。

（一）股前内侧区层次结构

1. 浅层结构

（1）皮肤 厚薄不一，内侧较薄而柔软，外侧较厚。

（2）浅筋膜 近腹股沟处分为浅的脂肪层和较深的膜性层，分别与腹前壁下部的脂肪层（**Camper 筋膜**）和膜性层（**Scarpa 筋膜**）相续。浅筋膜富含脂肪，有浅动脉、浅静脉、浅淋巴管、淋巴结和皮神经分布。

1）浅动脉：**旋髂浅动脉** superficial iliac circumflex artery、**腹壁浅动脉** superficial epigas-tric artery、**阴部外动脉** external pudendal artery、**股外侧浅动脉** superficial lateral femoral artery。

2）浅静脉：**大隐静脉** great saphenous vein 起于足背静脉弓内侧端，经内踝前方，沿小腿内侧缘伴隐神经上行，经股骨内侧髁后方约 2cm 处，进入大腿内侧部，与股内侧皮神经伴行向上，在耻骨结节外下方穿隐静脉裂孔，汇入股静脉，汇入点称为阴股点。大隐静脉收纳了五条属支：**旋髂浅静脉** superficial iliac circumflex vein、**腹壁浅静脉** superficial epigastric vein、**阴部外静脉** external pudendal vein、**股外侧浅静脉** superficial lateral femoral vein、**股内侧浅静脉** superficial medial femoral vein。

3）皮神经：**股外侧皮神经** lateral femoral cutaneous nerve 来自腰丛，分布于大腿外侧；**股神经前皮支** anterior cutaneous branches of femoral nerve 分布于股前区；**股神经内侧皮支** medial cutaneous branches of femoral nerve、**闭孔神经皮支** cutaneous branches of obturator nerve 均分布于股内侧区。

4）浅淋巴结：统称为**腹股沟浅淋巴结** superficial inguinal lymph nodes，分为上群（斜群，斜行排列于腹股沟韧带下方）、下群（远侧群或纵群，沿大隐静脉末端纵行排列），其输出淋巴管注入腹股沟深淋巴结或髂外淋巴结。

2. 深层结构

（1）深筋膜　大腿深筋膜又称**阔筋膜** fascia lata 或大腿固有筋膜，坚韧致密，为全身最厚的筋膜。

1）**髂胫束** iliotibial tract：在大腿的外侧，阔筋膜明显增厚形成一扁带状结构。

2）**隐静脉裂孔** saphenous hiatus：又称卵圆窝，为腹股沟韧带中、内 1/3 交点下方约 1 横指处阔筋膜的卵圆形薄弱区。其表面覆盖一层疏松的结缔组织称**筛筋膜** cribriform fascia，有大隐静脉及其属支穿入。其上端止于耻骨结节并与腹股沟韧带和腔隙韧带相续；下端与耻骨肌筋膜相续。其形状呈镰状，又称镰缘。

3）骨筋膜鞘：阔筋膜向大腿深部发出股内侧、股外侧和股后 3 个间隔，深入肌群之间，并附着于股骨粗线，与骨膜及阔筋膜形成 3 个骨筋膜鞘：前骨筋膜鞘（股前群肌、股动脉、股静脉、股神经）、内侧骨筋膜鞘（股内侧群肌、闭孔动脉、闭孔静脉、闭孔神经）、后骨筋膜鞘（股后群肌、坐骨神经）。

（2）肌肉　大腿前群肌肉为缝匠肌、股四头肌（股直肌、股内侧肌、股中间肌、股外侧肌）；大腿内侧群肌肉有耻骨肌、长收肌、短收肌、大收肌、股薄肌。

（二）股前内侧区的局部记载

1. 血管腔隙与肌腔隙

腹股沟韧带与髋骨之间被**髂耻弓** iliopectineal arch（连于腹股沟韧带和髋骨的髂耻隆起之间的韧带）分隔成内侧的血管腔隙和外侧部的肌腔隙。

（1）**血管腔隙** lacuna vasorum

境界 ｛ 前界：腹股沟韧带内侧部
后界：耻骨肌筋膜及**耻骨梳韧带** pectineal ligament
内侧界：**腔隙韧带** lacunar ligament（**陷窝韧带**）
外界：髂耻弓

内容 ｛ 股鞘及其包含的股动、静脉
生殖股神经股支
淋巴管

（2）**肌腔隙** lacuna musculorum

境界 { 前界：腹股沟韧带外侧部
后外界：髂骨
内侧界：髂耻弓 }

内容 { 髂腰肌
股神经
股外侧皮神经 }

患腰椎结核时，脓液可沿腰大肌及其筋膜，经此间隙扩散至大腿根部，并可能刺激股神经产生相应的症状。

2. 股三角 femoral triangle

（1）位置 位于股前内侧区上 1/3 部。

（2）境界

上界：腹股沟韧带。

外侧界：缝匠肌上部的内侧缘。

内侧界：长收肌的内侧缘。

前壁（顶）：阔筋膜。

后壁（底）：长收肌、耻骨肌、髂腰肌及其筋膜。

（3）内容 由外向内依次为股神经、股鞘及其包含的股动脉、股静脉、股管及股深淋巴结。

1）**股神经** femoral nerve：起自腰丛（$L_2 \sim L_4$），肌支支配耻骨肌、股四头肌和缝匠肌，皮支分布至股前、内侧区的皮肤。股神经的终末支为**隐神经** saphenous nerve。

2）**股鞘** femoral sheath：为腹横筋膜和髂筋膜向下延伸包裹股动脉、股静脉所形成的筋膜鞘。成漏斗状，长 3～4cm，至隐静脉裂孔下缘处与股血管外膜融合延续为股血管鞘。股鞘被两个筋膜隔分隔成 3 个腔，从外向内容纳有股动脉、股静脉、股管。

3）**股动脉** femoral artery：腹股沟韧带中点深面续于髂外动脉，经股三角下行入收肌管，穿收肌腱裂孔至腘窝，续于腘动脉。股动脉起始处分出三条浅动脉：腹壁浅动脉、旋髂浅动脉和阴部外动脉，有同名静脉伴行；股动脉最大分支为股深动脉，此动脉发出旋股外侧动脉、旋股内侧动脉和穿动脉。

4）**股静脉** femoral vein：从收肌腱裂孔延续于腘静脉，伴股动脉内侧上行，在腹股沟韧带深面移行为髂外静脉。收纳与股动脉分支伴行的同名静脉和大隐静脉。

5）**股管** femoral canal：底向上、尖朝下漏斗状的筋膜间隙，内含 1～2 个腹股沟深淋巴结和脂肪组织。股管下端为盲端，称股管下角。

① 边界

前壁：腹股沟韧带、腹横筋膜、阔筋膜、隐静脉裂孔镰状缘的上角和筛筋膜。

后壁：髂腰筋膜、耻骨梳韧带、耻骨肌及其筋膜。

内侧壁：腔隙韧带及股鞘内侧壁。

外侧壁：股静脉内侧的纤维隔。

②**股环** femoral ring：为股管的上口，是股管向上通腹腔的通道，有薄层的疏松结缔组织覆盖，称股环隔（内筛板）。

内侧界：腔隙韧带（陷窝韧带）。

后界：耻骨梳韧带。

前界：腹股沟韧带。

外侧界：股静脉内侧的纤维隔 。

3. 收肌管 adductor canal（又称 Hunter 管）

（1）位置 位于股前区中 1/3 段前内侧，缝匠肌深面，大收肌和股内侧肌之间的管状间隙。

（2）边界

前壁：缝匠肌、大收肌腱板。

外侧壁：股内侧肌。

后内侧壁：大收肌和长收肌。

（3）通连 上口通向股三角，下口经**收肌腱裂孔** adductor tendinous opening 通腘窝。

（4）内容 自前向后为隐神经、股动脉、股静脉。

（三）股后区

1. 浅层结构

皮肤较薄，浅筋膜较厚。皮神经为来自骶丛的**股后皮神经** posterior femoral cutaneous nerve，位于阔筋膜与股二头肌之间，沿股后正中线下行至腘窝上角，沿途分布于股后区、腘窝及小腿上部的皮肤。

2. 深层结构

（1）**后骨筋膜鞘** 包绕股后群肌肉、坐骨神经及深淋巴结和淋巴管。鞘内的结缔组织间隙上通臀部，下连腘窝，炎症可沿此间隙内的血管神经束互相蔓延。

（2）**坐骨神经** sciatic nerve 全身最粗大的神经，起于骶丛，以单干形式出梨状肌下孔。在臀大肌深面，坐骨结节与大转子之间，进入股后区，行于大收肌和股二头肌长头之间，下降至腘窝上角，分为胫神经和腓总神经两个终末支。

3. 临床要点

（1）手术分离坐骨神经近侧段时，沿其外侧分离较为安全，不易损伤其分支。

（2）坐骨神经偶有一较粗的异常伴行动脉，做股部截肢手术时，应先结扎此动脉。

（3）在臀大肌下缘和股二头肌长头外侧缘夹角处，坐骨神经的位置表浅，是检查坐骨神经压痛点的常用部位。

三、膝部

（一）膝前区

膝前区的主要结构包括皮肤、筋膜、滑液囊和肌腱等。伸膝时易显露**髌韧带** patella ligament，其也是股四头肌腱的一部分。在股四头肌腱与股骨之间有**髌上囊** suprapatellar bursa，多与膝关节腔相通。

（二）膝后区

腘窝 popliteal fossa 是膝后区的主要结构。

1. 腘窝构成

腘窝由一顶、一底、四边构成。

外上界（边）：股二头肌肌腱。

内上界（边）：半腱肌、半膜肌肌腱。

下内界（边）：腓肠肌的内侧头。

下外界（边）：为腓肠肌的外侧头。

底：自上而下为股骨腘面、膝关节囊后部、腘斜韧带、腘肌及其筋膜。

顶：腘筋膜。

2. 腘窝内容

由浅入深为胫神经和腓总神经、腘静脉、腘动脉，血管周围有腘深淋巴结。

（1）胫神经与腓总神经　胫神经位于腘窝最浅面，沿腘窝中线下行至腘肌下缘，穿比目鱼肌腱弓，进入小腿后区，沿途发出肌支、关节支，支配附近的肌肉和膝关节。此外，胫神经亦发出腓肠内侧皮神经，伴小隐静脉向下加入**腓肠神经** sural nerve，分布于小腿后面。**腓总神经** common peroneal nerve 行向外下，沿股二头肌肌腱内侧越过腓肠肌表面，行至腓骨头下方，绕腓骨颈分为行向前下的腓深神经和外下的腓浅神经。腓总神经在腘窝处发关节支和皮支（腓肠外侧皮神经和腓神经交通支）。

（2）**腘动脉** popliteal artery　是股动脉的延续，位置最深，分支有膝上内侧动脉、膝上外侧动脉、膝中动脉、膝下外侧动脉和膝下内侧动脉等五个分支供应膝关节，且参与形成膝关节动脉网。腘动脉于腘肌下缘分为胫前动脉和胫后动脉。

（3）**腘静脉** popliteal vein　由胫前静脉和胫后静脉在腘窝下角处汇集而成，与腘动脉伴行，有小隐静脉汇入。

（4）**腘深淋巴结** deep popliteal lymph nodes　位于腘血管的周围，收纳小腿以下的深淋巴和小腿后面、外侧和足外侧部的浅淋巴管。

3. 临床应用

腘窝囊肿 popliteal cyst，指腘窝深部滑囊肿大或膝关节滑膜囊向后膨出的统称。该疾病可引起膝关节后部疼痛、发胀，并可触及有弹性的软组织肿块。最常见的腘窝囊肿系膨胀的腓肠肌或半膜肌肌腱滑囊，常与关节囊相通，此病中老年人多见，男性多于女性，可导致伸膝和屈膝动作受限，疼痛较轻，紧张膨胀感明显。

四、小腿部

小腿上界为经胫骨粗隆的环行线，下界为经内、外踝的连线。经内、外踝做垂线，该线将小腿分为后方的小腿后区和前方的小腿前外侧区。

（一）小腿前外侧区

1. 浅层结构

（1）皮肤　厚而紧，血供差，损伤后愈合较慢。

（2）浅筋膜　疏松，脂肪含量少，其间可见如下结构：

1）**大隐静脉** great saphenous vein：起自足背静脉弓内侧，经内踝前方上行，在小腿前内侧与隐神经伴行。

2）**隐神经** saphenous nerve：为股神经最大的皮支，于缝匠肌下段后方浅出至皮下，伴随大隐静脉沿小腿内侧下行，在小腿上部，其居大隐静脉后方，在小腿下部绕至静脉前方。分布于小腿内侧和足内侧缘皮肤。

3）**腓浅神经** superficial peroneal nerve：由腓总神经发出，于小腿外侧中、下 1/3 交点处穿出深筋膜至皮下，分布于小腿下外侧，至足背分为足背中间皮神经和足背内侧皮神经。

2. 深层结构

（1）前骨筋膜鞘　容纳胫骨前肌、趾长伸肌、踇长伸肌及胫前动、静脉、腓深神经。

1）**胫前动脉** anterior tibial artery：来自于腘动脉，向前穿骨间膜，进入小腿前骨筋膜鞘，行于小腿前群肌之间，于伸肌上支持带下缘处移行为足背动脉。主要营养小腿前群肌及胫、腓骨，参与构成膝关节、踝关节动脉网。

2）**胫前静脉** anterior tibial vein：两条，与同名动脉伴行。

3）**腓深神经** deep peroneal nerve：来自腓总神经，与胫前血管伴行。支配小腿前群肌和足背肌。

（2）外侧骨筋膜鞘　容纳腓骨长、短肌，腓动、静脉，腓浅神经。

（二）小腿后区

小腿后区由浅入深依次是皮肤、浅筋膜、深筋膜、小腿后群肌肉、胫后血管、胫神经以及胫骨和腓骨。

1. 浅层结构

皮肤薄、弹性好、血供丰富。浅筋膜薄，其内容纳小隐静脉、腓肠内侧皮神经、腓肠外侧皮神经和腓肠神经等结构。

1）**小隐静脉** small saphenous vein：起于足背静脉弓外侧端，于外踝后方与腓肠神经伴行向上行于小腿后面正中，至腘窝下角处穿腘筋膜注入腘静脉。

2）**腓肠神经** sural nerve：由腓肠内、外侧皮神经于小腿后区下部吻合而成。分布于小腿后区下部及足背外侧的皮肤。

2. 深层结构

（1）后骨筋膜鞘　分浅、深两部，浅部容纳小腿三头肌，深部容纳腘肌、胫骨后肌、踇长屈肌和趾长屈肌。

（2）血管神经束

1）**胫后动脉** posterior tibial artery：为腘动脉的直接延续，向下进入小腿后区浅、深层肌肉之间，沿途发出分支营养邻近的肌肉。起始处亦发出**腓动脉** peroneal artery 营养腓骨长、短肌和胫、腓骨。

2）**胫神经** tibial nerve：为腘窝内胫神经在小腿部的延续，与胫后血管伴行，发出肌支支配小腿后群肌肉，皮支为**腓肠内侧皮神经** medial sural cutaneous nerve。

五、踝部及踝管

踝部以内、外踝为界分为踝前区和踝后区。

踝部边界 $\begin{cases} \text{上界：平内、外踝基底的环线} \\ \text{下界：内、外踝尖的环线} \end{cases}$

踝管 malleolar canal 位于踝后区，是小腿后群肌（除小腿三头肌外）、胫后血管和胫神经进入足底的骨纤维通道。

（一）构成

由屈肌支持带、内踝和跟骨结节内面三者围成的管道。

（二）内容物

屈肌支持带向深面发出 3 个纤维隔，将踝管分隔成 4 个通道，由前向后依次通过：胫骨后肌及其腱鞘，趾长屈肌及其腱鞘，胫后动脉、静脉和胫神经，踇长屈肌及其腱鞘。

六、足部

（一）足背

1. 浅层

皮肤薄，可见足背静脉弓。皮神经有足背内侧的隐神经及外侧的腓肠神经终支，足背中央的腓浅神经终支等。

2. 深层

深筋膜增厚形成**伸肌下支持带** inferior extensor retinaculum。足背的血管主要有足背动、静脉，足背肌的神经支配来源于腓深神经。

（二）足底

1. 浅层结构

足底皮肤厚、致密而坚韧，浅筋膜内致密的纤维束将足底皮肤与足底深筋膜紧密相连。

2. 深层结构

足底深筋膜分两层：浅层覆盖于足底肌肉表面，其中部增厚形成跖腱膜；深层覆盖于骨间肌的跖侧，称为骨间跖侧筋膜。

（1）**足底腱膜** plantar aponeurosis 三角形，后端窄，附着于跟骨结节。腱膜向前沿途附着于第 1、5 跖骨，形成三个骨筋膜鞘，分别是内骨筋膜鞘、中间骨筋膜鞘和外侧骨筋膜鞘，分别容纳相应的足底肌肉。

（2）**足底的血管和神经** 有**足底内、外侧神经** medial and lateral plantar nerves，是胫神经的分支，支配足底肌和皮肤。血管为足底内、外侧动、静脉。

第三节　解剖操作指导

一、解剖股前内侧区、小腿前外侧区及足背浅层

（一）体表标志及切口选择

1. 尸体仰卧位，寻找如下体表标志并标记

髂前上棘、耻骨结节、耻骨联合、股骨内侧髁、股骨外侧髁、内踝、外踝。

2. 切口

按图 1 所示做切口。

（1）沿髂前上棘和耻骨结节之间做一斜切口。

（2）绕过外阴沿耻骨结节和股骨内侧髁做纵切口。

（3）沿胫骨粗隆水平做一条上横切口。

（4）沿股骨内侧髁和内踝之间做纵切口。

（5）沿内踝和外踝之间做一条下横切口。

（6）沿下横切口中点沿足背中央至中趾根部做切口。

（7）沿脚趾根部做横行切口。

注意切开皮肤宜浅不宜深，可见皮肤下方的浅筋膜即可，避免损伤浅筋膜内部的结构。大腿内侧的皮肤翻向外侧。小腿内侧皮肤翻向外侧。小腿前面的浅筋膜较薄，且和深筋膜结合紧密，翻开皮肤时应注意分清浅、深层次，以免损伤深层结构。足部皮肤沿切线向内、外两侧翻开皮肤。足部浅筋膜菲薄，注意保护浅筋膜内的浅层结构。

（二）解剖浅层结构

解剖下列结构：大隐静脉及其属支、小隐静脉、腹股沟浅淋巴结群、皮神经。操作时要求完整保留大隐静脉及其属支、小隐静脉和下肢全部的皮神经，不能切除或剪断上述结构。

1. 大隐静脉及其属支和伴行的隐神经

（1）观察与寻找　在内踝前方，钝性分离浅筋膜，寻找大隐静脉和居其前方并伴行的隐神经；于足背寻找足背静脉弓，静脉弓的内侧向上汇合形成大隐静脉，并注意足背内侧皮神经及其分支。

（2）修洁与游离　用镊子夹持大隐静脉，并用剪子向上钝性分离并修洁大隐静脉至耻骨结节外下方的隐静脉裂孔处。同时解剖修洁隐神经，在小腿上部其位居大隐静脉后方。沿途修洁大隐静脉时寻找并保护其5条属支，分别解剖出5条属支：股外侧浅静脉、股内侧浅静脉、阴部外静脉、腹壁浅静脉和旋髂浅静脉；同时，分别观察并解剖出相应伴行的浅动脉，分别是旋髂浅动脉、腹壁浅动脉和阴部外动脉。

若因大隐静脉不明显或结构变异寻找困难时，可于股骨内侧髁后方纵行切开浅筋膜，寻找大隐静脉，分别向上、向下钝性分离大隐静脉及其属支。

2. 小隐静脉和足背外侧皮神经

在足背表面寻找足背静脉弓，其外侧向上移行为小隐静脉。钝性分离小隐静脉至外踝后方。分离时注意保护与之伴行的足背外侧皮神经（腓肠神经的终末支）。小隐静脉的主干位于小腿后面，待下肢后面操作时继续解剖。

3. 腹股沟浅淋巴结群

该淋巴结群属于浅淋巴结群，因此，在下肢前面解剖之前，亦可在腹股沟附近触摸到，呈现圆形或卵圆形、可移动、质地较韧的小团块。分布于大隐静脉根部称下群，分布于腹股沟韧带下方称上群。股前部皮肤切开后，可在此区域的浅筋膜中观察到该群淋巴结。观察后将之清除。

4. 皮神经

寻找的皮神经包括股外侧皮神经、股神经前皮支、股神经内侧皮支、闭孔神经皮支、隐神经、腓浅神经（足背中间皮神经与足背内侧皮神经）和足背外侧皮神经。

（1）股外侧皮神经　于大腿根部外侧、髂前上棘下方5~10cm处纵行切开浅筋膜，寻找股外侧皮神经，钝性分离并修洁此神经（股外侧皮神经主干常位于大腿根部浅筋膜深面、深筋膜表面，位置较深。解剖时可见该区域浅筋膜分两层，浅层为脂肪层；深层为膜性层，其深面亦可见少量的脂肪，股外侧皮神经常位于此处。皮下脂肪少的尸体解剖时应注意区分股外侧皮神经和浅筋膜的膜性层及阔筋膜，一般情况下，神经呈现细条索状、有韧性，其表面有少量的脂肪附着）。

（2）股神经前皮支和内侧皮支　分别于髂前上棘和股骨内侧髁连线的中点附近寻找股

神经的前皮支；并于此连线的中、下 1/3 交点附近寻找股神经内侧皮支。游离并修洁。

（3）闭孔神经皮支　于大腿内侧中上部纵行分离浅筋膜，寻找闭孔神经的皮支，游离并修洁。

（4）隐神经　内踝前方寻找隐神经，亦可见伴行的大隐静脉，向上修洁并游离至膝关节内侧下方。

（5）腓浅神经　于小腿外侧中、下 1/3 交点处寻找腓浅神经，向内下游离并修洁腓浅神经至足背。至足背处，腓浅神经分为足背内侧皮神经和足背中间皮神经。此两支皮神经继续分支并分布于足背和脚趾，且二者之间有吻合。也可通过足背浅筋膜中皮神经的分支向上外逐级寻找至皮神经的主干，最终完成腓浅神经的解剖。

（6）足背外侧皮神经　为腓肠神经的终末支，于足的外侧缘寻找足背外侧皮神经，向外上寻找并游离至小腿的后面。

小结：局部解剖学实验课解剖操作最先进行的是下肢前面浅层结构的解剖，操作时学生难免出现各种各样的问题，如解剖器械的正确使用、结构的寻找与辨识，因此，学生实验操作时应当多进行讨论、请教指导教师，建立正确的人体结构层次概念，为后续操作奠定良好的理论与实践基础。在完成上述浅层结构的解剖后，保留上述浅层结构，清除多余的脂肪，暴露大腿前面和小腿前面的深筋膜。

二、解剖股前内侧区、小腿前外侧区及足背深层

1. 观察下肢前面的深筋膜

其中大腿表面的深筋膜厚而致密，包裹股四头肌和股内侧群肌。此处的深筋膜向外增厚，上方包裹阔筋膜张肌，下方形成髂胫束并入膝关节囊。深筋膜在耻骨结节外下方一横指处，形成一卵圆形的凹陷，为隐静脉裂孔，其表面被多孔的疏松结缔组织覆盖称为筛筋膜。小腿的深筋膜向下增厚形成伸肌上、下支持带，附着于胫骨前肌、趾长伸肌和踇长伸肌肌腱的表面。

2. 沿股部前面纵行剪开深筋膜，向两侧翻开，探查深筋膜形成的骨筋膜鞘。除去大腿表面的深筋膜，上方至阔筋膜张肌的前缘，下方至髂胫束，保留阔筋膜张肌和髂胫束。

3. 解剖股三角

（1）仔细清除股四头肌、缝匠肌、髂腰肌和长收肌表面的深筋膜，钝性分离肌肉边界。完全暴露股三角的外侧界（缝匠肌的内侧缘）和内侧界（长收肌的内侧缘）。

（2）解剖股神经及其分支　在髂腰肌的内侧寻找并游离股神经的主干，向下逐渐修洁股神经分支，其中经缝匠肌中部和下部穿出的分支为股神经的前皮支和内侧皮支。继续向下寻找并解剖隐神经。

（3）解剖股鞘及股动、静脉、股管　在股神经主干的内侧寻找并纵行切开股鞘（或腹股沟韧带中点的下方），钝性分离股动脉和股静脉；用小指向上探查股静脉内侧壁与股鞘内侧壁之间的股管。在股动脉主干上部后外侧壁，距腹股沟韧带下方 3～4cm 处寻找其最大分支股深动脉。分别向内侧和外侧游离股深动脉的分支——旋股内侧动脉和旋股外侧动脉。其中，旋股外侧动脉行向外下方，于股直肌深面分为升支和降支；旋股内侧动脉向内上经髂腰肌和耻骨肌之间进入深部。旋股内、外侧动脉有时存在变异，操作时应视实际情况而定。股深动脉的本干向下方进入股深部，于内收肌群与股内侧肌之间发出 3～4 支穿动脉，营养大

腿后面。

（4）完成股三角边界及其内容物的解剖后，探查位于髂腰肌和股鞘之间的致密结缔组织，该组织为血管腔隙和肌腔隙之间的边界——髂耻弓。

4. 解剖收肌管

清理缝匠肌表面的深筋膜，钝性分离此肌肉边界，于缝匠肌中部剪断该肌，向上、下端翻起，翻起时注意观察进入该肌的神经和血管，注意保留股神经的前皮支和内侧皮支。在膝关节的内下方、缝匠肌的深面辨认大收肌腱板，可见位于股内侧肌和长收肌之间的大收肌腱板，寻找隐神经和膝最上动脉。纵行切开腱板，暴露深面结构，由浅入深依次解剖隐神经、股动脉和股静脉。手指经收肌管向后下探查，可见股动脉、股静脉进入腘窝。

5. 股前内侧区肌肉解剖

（1）解剖股四头肌 清理干净股四头肌表面的深筋膜，钝性分离股直肌，从中间将股直肌切断并翻向上、下两端。辨认股直肌深面的股中间肌以及两侧的股内侧肌和股外侧肌。修洁并游离股直肌上方深面的旋股外侧血管和股神经的分支。

（2）解剖内收肌群 清理干净耻骨肌、股薄肌、长收肌、短收肌和大收肌表面的深筋膜，钝性分离上述诸肌。从长收肌的起点处附近切断该肌，并向上、下翻起。辨认长收肌深面的短收肌和大收肌。分别于短收肌的前、后寻找闭孔神经的前支和后支，并寻找伴行的闭孔血管，修洁并游离神经和血管至支配的肌肉。于大收肌止点的下端，探查大收肌肌腱和股骨之间的收肌腱裂孔。

6. 小腿前外侧深层结构解剖

（1）清理小腿前群肌表面的深筋膜，在踝关节前面上方寻找胫骨前肌、趾长伸肌和姆长伸肌的肌腱，沿肌腱向上游离三块肌肉至肌肉的起点。在胫骨前肌与趾长伸肌和姆长伸肌之间寻找胫前血管和腓深神经，修洁并游离血管和神经。

（2）清理小腿外侧的深筋膜，钝性分离小腿外侧的腓骨长肌及其深面的腓骨短肌。观察腓浅神经穿出腓骨长肌和腓骨短肌的部位。在外踝后方寻找腓骨长肌和腓骨短肌肌腱及其腱鞘，纵行切开肌腱表面的腓骨肌上、下支持带，牵拉出两根肌腱，游离肌腱至足外侧缘，待解剖足底时解剖观察两肌腱不同的止点。

（3）沿着腓浅神经和腓深神经向上追踪至腓骨头后方附近，寻找并解剖腓总神经。

7. 踝前区及足背的解剖

清理足背表面的深筋膜（足背的浅筋膜和深筋膜较少，切开皮肤后可直接观察到皮神经和静脉）。在踝关节前方寻找附着于小腿前群肌表面的伸肌上、下支持带，纵行切开伸肌支持带，在姆长伸肌肌腱和趾长伸肌肌腱之间寻找由胫前血管移行的足背血管和腓深神经，修洁并游离血管神经。

三、解剖臀区、股后区、腘窝和小腿后区及足底浅层

（一）体表标志及切口选择

1. 尸体俯卧位，寻找如下体表标志

髂嵴、尾骨、胫骨内侧髁、胫骨外侧髁、坐骨结节、大转子、小转子、跟腱、跟骨。

2. 切口

按图2所示做切口。

（1）沿髂嵴做切口　从髂前上棘沿髂嵴切到髂后上棘，并延续到骶部正中。

（2）正中纵切口　沿骶骨背面正中线至尾骨尖做纵切口。

（3）沿臀沟切口　沿臀沟由内向外做弧形横切口。

（4）经腘窝横切口　在胫骨粗隆平面沿胫骨内、外侧髁做横切口。

（5）股后纵切口　于臀沟中点垂直向下做纵形切口达腘窝。

（6）于内、外踝水平过踝关节后方做一横切口。

（7）小腿后纵切口　从腘窝横切口中点沿小腿后正中线至足跟做纵切口。

（8）沿足跟至中趾根部做纵向切口。

（9）沿趾根从足底外侧到足底内侧做横切口。

注意切开皮肤深至真皮层，可见皮肤下方的浅筋膜即可，以免损伤浅筋膜内部的结构。做胫骨内、外侧髁之间的切口时，注意切口勿深，以免损伤腓骨颈附近的腓总神经。请勿将皮肤从尸体上游离下来，以便于尸体包扎。

臀部的皮肤翻向外下方，股后区和小腿后区皮肤翻向两侧。足底皮肤沿切线向内、外两侧翻开。足底的皮肤厚而致密，与足底的深筋膜结合十分紧密，游离时注意保护足底深层结构。

（二）解剖浅层结构

解剖下列结构：臀上、下皮神经、股后皮神经、小隐静脉、腓肠内、外侧皮神经，不能切除或剪断上述结构。

1. 臀上、下皮神经

于髂嵴后面上方、竖脊肌外缘，浅筋膜内寻找由第 1～3 腰神经发出的后支，即臀上皮神经，并向下追踪至臀上部。在臀大肌下缘中点附近寻找从下向上的臀下皮神经（股后皮神经的分支）。除这些皮神经外，臀部的浅筋膜内无重要的结构，臀部的浅筋膜可全部清除，暴露臀部的深筋膜。

2. 股后皮神经

股部后面正中线浅筋膜内附近寻找股后皮神经，向上修洁并追踪至臀大肌下缘中点。清除股部后面的浅筋膜。

3. 小隐静脉和腓肠内、外侧皮神经

在小腿后面中线纵行切开浅筋膜，寻找小隐静脉及其伴行的腓肠神经，分别向上修洁并游离小隐静脉至腘窝；向下至外踝的后方。修洁并游离腓肠神经，向上追踪出腓肠神经的两个来源——发自胫神经的腓肠内侧皮神经和腓总神经的腓肠外侧皮神经。辨认二者之间的交通支。清除腘窝和小腿后面的浅筋膜，暴露小腿后的深筋膜。

4. 足底浅层

足底脂肪特别厚，尤以足跟处为最厚，脂肪中有纵横交织的纤维束，不易剥除。故应小心从足跟开始向前，直至出现发亮的腱性深筋膜浅层为止。在足底两侧应小心，避免伤及血管神经。

四、解剖臀区、股后区、腘窝和小腿后区及足底深层

重点需要解剖下列局部结构：梨状肌上、下孔，坐骨小孔、坐骨神经、腘窝、小腿后群肌肉、胫后血管和胫神经、足底。

1. 臀部解剖

翻开臀大肌：清理臀大肌表面的深筋膜（此处的深筋膜可深入到臀大肌的肌束之间，将臀大肌分隔开），辨认清臀大肌的上、下缘，分别沿其上、下缘钝性分离臀大肌深面的结构，勿损伤进入臀大肌的神经和血管。沿臀大肌起点处（髂骨外面和骶骨背面）切断该肌。切断臀大肌时注意保护其深面的骶结节韧带；向外翻起臀大肌，翻起时注意保护进入臀大肌的臀上血管的浅支及臀下神经和臀下血管。

（1）梨状肌下孔解剖 修洁并游离臀下血管和神经，追踪至梨状肌下孔处。寻找穿出梨状肌下孔的其他结构：坐骨神经、股后皮神经、阴部神经及阴部内血管。修洁并游离上述结构，并辨认这些结构的位置排列关系。仔细辨认坐骨神经出梨状肌下孔时的形态特点，沿坐骨神经走形向下追踪至腘窝上角，并游离该神经，沿途寻找坐骨神经发出的分支。

（2）梨状肌上孔解剖 于臀部外上方钝性分离臀中肌和臀小肌，起点处切断臀中肌内侧部肌纤维，翻向下方，寻找臀中肌深面、臀小肌表面、梨状肌上方穿出的臀上血管和神经，修洁并游离这些血管神经。

（3）坐骨小孔解剖 于骶骨背面下外侧、梨状肌内侧，寻找致密坚韧的骶结节韧带，探查韧带下方骶棘韧带和坐骨小切迹。寻找通过坐骨小孔的阴部神经和阴部内血管，沿血管神经走形方向切开骶结节韧带，修洁并游离阴部神经和阴部内血管，追踪这些神经血管至坐骨直肠窝。观察闭孔内肌肌腱止于转子间窝的结构。

2. 股后部解剖

清除股后群肌表面的深筋膜，辨认股二头肌、半腱肌和半膜肌，分别向上、下钝性分离上述三块肌肉直至其起、止点。在股二头肌和半腱肌与半膜肌之间寻找坐骨神经，修洁并游离深面的坐骨神经，寻认坐骨神经发出的支配股后群肌的肌支。继续向下追踪坐骨神经至腘窝上角处，探查坐骨神经在腘窝的分支——向下直行的胫神经和向外下斜行的腓总神经（坐骨神经亦可在臀部或股后部上段分为两支，若如此，常是胫神经发出分支到股后群肌）。股后部坐骨神经附近寻找穿大收肌至股后部的股深动脉的 3～4 条穿动脉，修洁观察它们之间的吻合以及与上、下部其他动脉的吻合情况。

3. 腘窝解剖

清理腘窝内的脂肪组织和腘淋巴结。修洁并辨认腘窝的边界。于腘窝外上缘、股二头肌腱的内侧寻找腓总神经，观察其绕过腓骨颈进入小腿（可沿神经方向切断表面的腓骨长肌，观察其分成腓浅和腓深神经）的结构特点。在中线上，由浅入深依次清理胫总神经、腘静脉和腘动脉，寻找腘动脉的膝关节支（膝中动脉直接向前贯穿关节囊，膝外上、外下、内上、内下动脉分别经过股二头肌腱、半腱肌和半膜肌腱，腓肠肌内、外侧头深面绕至膝关节前方，参与膝关节动脉网构成）。

4. 小腿后面解剖

修去小腿三头肌表面的筋膜，钝性分离腓肠肌内、外侧头和比目鱼肌，在神经血管进入腓肠肌内、外侧头下方切断该肌，并向下翻起（以保留进入肌肉的血管神经）。清理比目鱼肌起点（形成比目鱼肌腱弓）并游离两侧缘及其深面，在近腱弓处切断该肌，连同腓肠肌一起翻向下方。注意深面的胫神经和胫后血管的分支及是否有跖肌（位于腓肠肌外侧头深面，起于股骨外上髁，肌腹短小，肌腱细长，止于跟腱的内侧缘）。如有，可与比目鱼肌一起切断翻起。

沿腘动脉向下寻找并游离腘动脉在腘窝下角处的分支——胫前和胫后动脉。追踪胫前动脉至穿骨间膜处，追踪胫后动脉与伴行的胫神经至内踝后方。追踪并清理其分支。辨认并钝性分离深层肌肉，由内向外依次为趾长屈肌、胫骨后肌及拇长屈肌。

5. 解剖踝管及其内容

辨认内踝和跟骨，在内踝后方寻找增厚的深筋膜，该深筋膜附着于内踝与跟骨结节内侧面之间，称为屈肌支持带或分裂韧带，围成的骨纤维管道即踝管。纵行切开屈肌支持带，由前向后分别寻找胫骨后肌肌腱及其腱鞘、趾长屈肌肌腱及其腱鞘、胫后血管及胫神经、拇长屈肌肌腱及其腱鞘。辨认各肌腱表面的腱鞘。修洁并游离胫后血管和胫神经，向足底方向寻找胫神经和胫后血管的分支。

6. 解剖足底

修洁并观察足底深筋膜浅层：足底深筋膜浅层分内侧部、中间部和外侧部 3 部分。内侧部最薄，外侧部较厚，中间部最厚称为足底腱膜，其向前分裂成 5 束，止于五个脚趾。足底腱膜两侧缘向足底深部发出内、外侧肌间隔，分别附着于 1、5 跖骨，构成足底内侧、中间和外侧 3 个骨筋膜间隙。去除足底内、外侧部分深筋膜浅层，在跟骨前方 5cm 处切断足底腱膜，翻向远端，并割断内、外侧肌间隔。注意：①腱膜深面有肌纤维附着，故应锐刀剥离深面肌纤维；②在足底内、外侧沟处勿伤沟内血管、神经。

修洁并观察足底第一层肌肉，由内向外为拇展肌、趾短屈肌、小趾展肌，从起点处切断翻向止点端，解剖出行走于肌肉间的足底内、外侧动脉和神经及其分支。

观察趾长屈肌腱与拇长屈肌腱的交叉情况。探查起于跟骨止于趾长屈肌腱的足底方肌（跖方肌）和起于趾长屈肌腱止于趾背的蚓状肌（第二层）。在跟结节前方切断足底方肌和趾长屈肌肌腱及拇长屈肌肌腱并翻向远侧，暴露其深面结构。

在足底前半部，由内向外依次观察拇短屈肌，拇收肌及小趾短屈肌，在它们的深面有腓骨长肌肌腱穿过，探查其止点。将收肌斜头自起点处剥离翻向止点，清理、检查足底动脉弓及其分支。

第四节 临床病例

病例 1

患者，女，56 岁，最近发现在久站或咳嗽时感到左大腿根胀痛，自己摸到一肿块，随后到医院就诊。查体发现左腿在腹股沟韧带下内侧半下方可见一半球形的包块，约半个核桃大小，质地柔软，无压痛。平卧后包块变小，但不能完全消失，站立时又出现。

临床诊断：股疝。

临床解剖学问题：

1. 股疝为什么多发于女性？

2. 股疝为什么在临床上容易嵌顿？

病例 2

患者，男，35 岁，既往曾有右踝关节扭伤史多次。近期出现站立或行走久后右内踝疼痛不适，休息后能够缓解。近一周病情加重，上述症状频繁出现，且发作时间延长，右足跟内侧与足底麻木，有蚁行感。体格检查：右足趾皮肤干燥、光亮，右足底肌萎缩；用手轻叩右内踝后方，足底部针刺感加重，足极度背屈时加重。并进一步进行了影像学检查。

临床诊断：踝管综合征。

临床解剖学问题：

1. 哪些结构受损会出现踝管综合征？

2. 患者出现的症状与体征用解剖学知识如何解释？

病例 3

患者，男，26 岁，车祸致胫骨下段骨折，腓骨颈骨折，入院时未见患足下垂，踝关节能背屈，治疗方案为胫骨切开复位内固定术，腓骨颈骨折未做处理。术后第 1 天出现患足不能背屈，小腿外侧感觉麻木，予以患肢制动、消肿及营养神经等治疗。术后 10 天上述症状明显好转。

临床解剖学问题：术后一天为何出现足不能背伸、小腿外侧麻木感？

病例 4

患者，女，44 岁，因腰部酸痛、臀部及下肢麻胀酸痛反复发作就诊。CT 扫描未发现腰椎间盘膨出。查体发现腰 3、4、5 棘突旁有酸痛点，但无明显下肢放射痛，梨状肌体表投影部可触及条索样硬物，并有触痛，直腿抬高试验 60°以下，呈阳性，髋外旋阻抗试验阳性。

临床诊断：梨状肌综合征。

临床解剖学问题：梨状肌综合征症状的解剖学基础是什么？

第五节　临床病例问题分析答案

病例 1 答案

1. 股疝多见于 40 岁以上妇女。女性骨盆较宽广，联合肌腱和腔隙韧带较薄弱，以致股管上口宽大松弛，故易发病。

2. 各种原因引起腹内压增高，使下坠的腹腔内脏器经股环进入股管，自卵圆窝突出股管即为股疝。股环是股管的上口，其内侧界为腔隙韧带（陷窝韧带），后界为耻骨梳韧带，前界为腹股沟韧带，外侧界为股静脉内侧的纤维隔。可见构成股环的四个边界，其中3边都为致密的纤维结缔组织构成，扩展余地小，所以股疝内容物比较容易被嵌顿，若一旦被嵌顿要及时手术治疗，否则会出现疝内容物缺血坏死。

病例 2 答案

1. 胫神经或其终末支即足底内侧和外侧神经在踝关节处卡压常引起踝管综合征。踝管是位于踝关节内侧的骨纤维通道，由屈肌支持带、内踝和跟骨结节内面三者共同围成。踝管内由前向后依次通过有胫骨后肌及其腱鞘、趾长屈肌及其腱鞘、胫后动脉、静脉和胫神经、踇长屈肌及其腱鞘。因此患踝管综合征时常可引起胫神经或其终末支损伤。

2. 踝关节内侧多次扭伤，使踝管内肌腱水肿、发炎，形成腱鞘炎，腱鞘肿胀、肥厚，引起踝管腔变狭窄，管内压力增高，从而产生胫神经受压等一系列症状。胫神经穿行踝管后分出足底内侧和外侧神经两终末支，支配足底肌肉和皮肤。当胫神经长期受压、受损时，可出现足底麻木，有蚁行感，右足底肌萎缩等症状。

病例 3 答案

患者术后出现足不能背伸、小腿外侧麻木感为腓总神经受到压迫的表现。腓总神经由后上向前下绕行腓骨颈，且位置较浅，所以腓骨颈骨折常伴有腓总神经损伤。腓总神经的分支支配胫骨前肌、腓骨长、短肌，趾长伸肌，踇长伸肌，执行踝关节背屈功能。腓总神经损伤后踝关节丧失背屈功能，腓骨长、短肌瘫痪足不能外翻；腓总神经的分支腓浅神经支配小腿外侧、足背正中及各脚趾皮肤感觉，损伤后相应部位感觉丧失。

病例 4 答案

梨状肌综合征是引起急、慢性坐骨神经痛的常见疾病。解剖学上，骶丛由腰骶干、全部骶神经前支及尾神经前支组成，于梨状肌前方编织成丛。骶丛发出的臀上神经经梨状肌上孔穿出，坐骨神经、股后皮神经、臀下神经和阴部神经从梨状肌下孔穿出。非典型情况下坐骨神经部分从梨状肌上孔穿出，部分从梨状肌下孔穿出，或坐骨神经从梨状肌肌腹中穿出。当梨状肌受损，肌肉发生充血、水肿、炎症粘连等，一方面可刺激坐骨神经，另一方面可引起梨状肌上、下孔变窄，结果挤压其间穿出的坐骨神经，引起梨状肌综合征。

（张军峰 张建水）

参考文献

［1］刘树伟，李瑞锡．局部解剖学．8版．北京：人民卫生出版社，2013．

［2］张绍祥，张雅芳．局部解剖学．3版．北京：人民卫生出版社，2015．

［3］钱亦华，林奇．人体解剖学图谱．西安：西安交通大学出版社，2013．

［4］张传森，许家君，许金廉．模块法教学——系统解剖学．北京：人民卫生出版社，2012．

［5］王健本，张昌贤，袁琏．实用解剖学与解剖学方法．北京：人民卫生出版社，1985．

［6］张绍祥，张雅芳．局部解剖学学习指导及习题集．北京：人民卫生出版社，2015．

中英文名词对照索引

E

F

G

H